灾害医学救援装备丛书

空中医学救援装备

主　编　王运斗　宋振兴

科学出版社

北　京

内 容 简 介

本书是"灾害医学救援装备丛书"之一，以空中医学救援的沿革发展和影响因素为切入点，在系统论述空中医学救援装备分类与技术要求的基础上，分别介绍了救护直升机、卫生飞机、空中医院、机载救护装备的概念与分类，卫生飞（直升）机改装原则与典型案例，空中医学救援装备标准化等内容。

本书内容实用，系统全面，既可为我国紧急医学救援及医学应急管理机构、科研院所、大专院校、应急培训机构等提供参考，也可作为本科生和研究生的教学参考书。

图书在版编目（CIP）数据

空中医学救援装备 / 王运斗，宋振兴主编. —北京:科学出版社，2022.1
（灾害医学救援装备丛书）
ISBN 978-7-03-070033-9

Ⅰ.①空… Ⅱ.①王… ②宋… Ⅲ.①急救医疗–医疗器械 Ⅳ.
①R197.1②TH77

中国版本图书馆 CIP 数据核字(2021)第 209921 号

责任编辑：李 玫 / 责任校对：张 娟
责任印制：赵 博 / 封面设计：吴朝洪

科 学 出 版 社 出版
北京东黄城根北街 16 号
邮政编码：100717
http://www.sciencep.com
天津文林印务有限公司印刷
科学出版社发行 各地新华书店经销
*
2022 年 1 月第 一 版 开本：720×1000 1/16
2022 年 1 月第一次印刷 印张：9 1/4
字数：180 000
定价：68.00 元
（如有印装质量问题，我社负责调换）

编著者名单

主　编　王运斗　宋振兴

副主编　高树田　张　广　于树滨

编著者　（按姓氏笔画排序）

王兴永　田　瑾　苏　琛

李　钒　李　鹏　李方国

余　明　张　磊　张林祺

张新雷　赵　欣　班明莉

前　言

　　人类在不断发展和进步的同时，也在与各类灾害和灾难做斗争。进入 21 世纪以来，随着全球经济一体化进程的加快，工业化和城市化的飞速发展，产业结构的变化及生态环境的改变等，传统灾害已经向多元化发展，自然灾害、人为灾难、重大事故、公共卫生事件和恐怖袭击等重大突发事件已成为灾害的重要组成部分，对人类的健康、生活及经济和社会稳定产生的影响越来越大。

　　作为灾害医学救援的重要基础物质，灾害医学救援装备发展已成为维护国家安全和民众健康的重要基础。近年来，国家和地方政府对灾害医学救援非常重视，灾害医学救援装备系统、科学、有序地发展，构建具有中国特色的灾害医学救援装备理论体系、技术体系和装备体系，培养专业人才，培育产业基地，引领行业发展，促进产业升级，实现"产学研医检用"有机结合，是当前我国灾害医学救援装备面临的核心挑战。目前，我国灾害医学救援装备仍存在体系不完善、装备不成套、标准不配套、运用欠科学等问题。基于此，我们在多年从事灾害医学救援装备理论和装备研发经验的基础上，通过系统分析和论证，编撰了"灾害医学救援装备丛书"。本系列丛书分别从灾害医学救援装备顶层设计和总体论证、现场急救、伤病员运送、野外移动医疗、综合救治与保障装备、实用核化生灾害救援及空中医学救援等方面，对灾害医学救援装备进行全面系统的分析和研究，立足实用，受众面广，为我国紧急医学救援及医学应急管理机构、科研院所、大专院校、应急培训机构等提供参考，也可作为本科生和研究生的教学参考用书，读者可根据需要，分册选读和选用。

　　本书在编撰过程中，得到了相关领域领导和专家的大力支持，在此一并致谢！由于编者水平有限，书中不足之处请各位同仁批评指正，以便再版时修订。

编　者

2021 年 5 月

目 录

第一章　绪论 1

　　第一节　空中医学救援的沿革发展 1

　　第二节　空中医学救援的影响因素 9

第二章　空中医学救援装备概述 11

　　第一节　空中医学救援装备的分类 11

　　第二节　空中医学救援装备的技术要求 11

第三章　救护直升机 15

　　第一节　救护直升机的概念与分类 15

　　第二节　救护直升机的发展 16

　　第三节　典型救护直升机 20

第四章　卫生飞机 39

　　第一节　卫生飞机的概念与分类 39

　　第二节　典型卫生飞机 42

第五章　空中医院 62

　　第一节　空中医院的概念与分类 62

　　第二节　典型空中医院 64

第六章　机载救护装备 67

　　第一节　机载救护装备的概念与分类 67

　　第二节　典型机载救护装备 73

　　第三节　机载救护装备的应用 93

第七章　卫生飞（直升）机改装 101

　第一节　改装原则 101

　第二节　典型改装案例 102

第八章　空中医学救援装备标准化 113

　第一节　标准化的分类 113

　第二节　模块化与集成化的地位与作用 118

　第三节　模块化与集成化方法 121

　第四节　机载救护装备标准化 131

参考文献 139

第一章

绪　论

　　空中医学救援是指在各类突发灾难及院前急救过程中，运用航空器实施医学救援活动的总称。广义的空中医学救援涵盖伤病员中短途乃至长途运送、途中紧急处置及重要生物制剂、医学物资、移植器官等紧急运送等与医学救援活动相关的各类工作。狭义的空中医学救援一般指伤病员运送、途中连续救治、连续监护、紧急急救处置、专科救护及供氧、消毒等与固定医院类似的功能。

第一节　空中医学救援的沿革发展

　　在人类历史发展过程中，各类运输工具的诞生，首先服务于人们的生产、生活等相关经常性活动，给生活带来了各种便利。除此之外，更重要的是服务于含医疗保障在内的各类灾难、战争等的全要素保障，有些运输工具首先源于军事需求，后逐步演变为战争、各类灾害等的常规保障平台。如15世纪后期，西班牙军队开始运用日常的手推车或马车运送伤病员，此后，陆域运输工具成为战争及各类灾难中伤病员运送的常用工具。十字军东征期间，有着"医院骑士团"之称的圣约翰骑士团组建了世界上第一支成建制的专用运输队伍，主要基于简单的运输工具，战后这支队伍服务于民间医疗机构。因此可以说，作为紧急医学救援的重要组成部分，航空医学救援是伴随飞行器的产生而发展的必然产物。

　　自从1783年第一个载人气球升空，人类飞行的愿望变成了现实。之后，随着飞行器的发展，人类利用飞行器对伤病员实施运送的实践也逐步发展起来。普法战争期间，普鲁士军队兵临巴黎城下，160名法军伤员乘坐热气球逃离被围攻的巴黎，被认为是人类航空医学救援的首次尝试。此后，随着直升机和固定翼飞机的诞生和发展，航空医学救援不断运用于战争和各类灾害救援。

一、尝试阶段

　　自世界上第一架固定翼飞机于1903年问世后，荷兰军方提出了将飞行器用于医疗保障工作的建议和用固定翼飞机后送伤员的设想。1910年女飞行员马尔文格在沙隆第一次用飞机完成了后送伤员的飞行，从而开创了用固定翼飞机后送伤病员的先例。

第一次世界大战期间，多个参战国开始尝试使用固定翼飞机运送伤病员。1918年初，自法国改装成功第一架 X 线外科机以来，随着航空器和航空医学的发展，伤患运送飞机的发展大致经历了一个设备数量由少到多、装备内容由简单到复杂的发展过程。此间，英国军方在土耳其战场用一架军用飞机将一名足踝中弹的英军士兵从受伤现场运送至后方医院，用时不到 1 小时，按当时的陆域运送条件，运送时效比之前提高了 90 余倍。据法国军方第一次世界大战区间的伤病员运送数据显示，若受伤后 6 小时内将伤病员由现场后送至后方医院，伤死率可由 60% 下降至 10% 左右。

第一次世界大战结束后，各国充分利用军方在战时伤病员空运后送的经验，开始尝试将空运后送的理念逐步灌输到平时的突发事件医学救援和院前急救中。20 世纪 20 年代初，西班牙在北非部族发生的武装暴动中使用了军用飞机运送伤员。法国军队成立了由 6 架飞机组成的飞行梯队，成功运送了 2200 名受伤士兵，法国成为空运救护领域的先行者。20 世纪 30 年代初，英国开始用客机将偏远地区的危重患者运送至城市医院救治。西班牙内战期间，共和军采用德军的 Ju-52 卫生运输机将危重伤病员运送至德国境内救治（图 1-1）。澳大利亚则成立了航空医疗服务组织，由此带动了空运救护的发展。

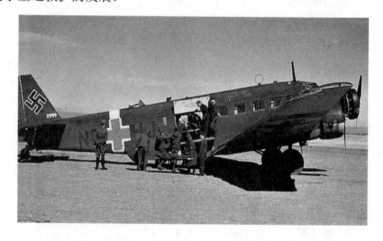

图 1-1　德军 Ju-52 卫生运输机

二、初始阶段

第二次世界大战期间，由于航空器的快速发展、技术手段的进步及战争中伤病员快速运送的需要，航空医学救援得到了快速发展。1940 年，美国空中医疗救护梯队成立，并提出必须配备训练有素的军队护士。随后，空运救护转变了仅服务于军队的角色，开始用于常规转运服务。由于直升机于第二次世界大战初期刚刚发明，第二次世界大战接近尾声时其技术才真正得到使用，因此，第二次世界大战期间仍主要采用固定翼飞机运送伤病员。尽管如此，美国军方也进行了直升机运送伤病员的尝试。作为直升机的先驱，美国的 VS -300 直升机被认为是世界上第一架批量生产并使用的直升机，1943 年完成试飞工作并被美国军方采购，军方型号为 YR-4，这是第二次世界大战期间唯一使用的直升机，随后用于战时伤病员的运送。如 1944年，美国陆军航空兵成功运用 YR-4B 直升机（图 1-2），在缅甸丛林中营救了盟军的 1 名美国受伤飞行员和 3 名英国受伤士兵，这是人类历史上首次用直升机执行的救援任务。而后的 1945 年，美国陆军使用直升机执行了首次大规模医疗后送任务，将 70 多名伤病员从吕宋岛的前线运送至后方医院施救。从此，人们开始认识到直升机在医学救援中的重要作用。

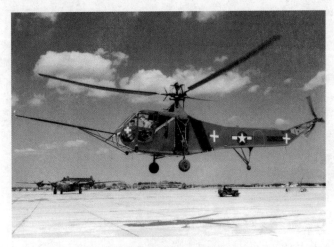

图 1-2 美国的 YR-4B 直升机

美国的贝尔直升机也在此期间诞生。贝尔 47 直升机于 1941 年开始研制，1945 年首飞，1946 年美国陆军开始订购，被命名为 H-13，并对其进行了医疗改装，在机身两侧的雪橇起落架上加装了卧位伤病员吊舱，配置了输液架，但并未在第二次世界大战中应用。

三、发展阶段

20 世纪 50 年代，空中医学救援开始步入相对快速发展时期，除了军事用途外，民间航空医学救援也得到了同步发展。朝鲜战争期间，美国陆军开始大规模实施伤病员的航空医疗后送。朝鲜战争爆发初期，美陆军就在朝鲜战场开始实施航空医疗后送。在整个朝鲜战争期间，仅 H-13 直升机就在前线和 MASH（陆军机动外科医院）之间空运了 1.8 万名伤员，伤死率由第二次世界大战时的 5% 下降至 2.5%。但此期间的救护直升机只能开展简单的急救，连续救治功能较弱，且运用的直升机机型主要为 H-13，配置简陋，仅在 H-13 机身两侧的雪橇起落架上加装了卧位伤病员吊舱，配有防风防撞的玻璃罩和输液架，并由直升机发动机供暖。朝鲜战争后期，为适应朝鲜的严寒气候，将伤员吊舱改为全封闭式（图1-3）。

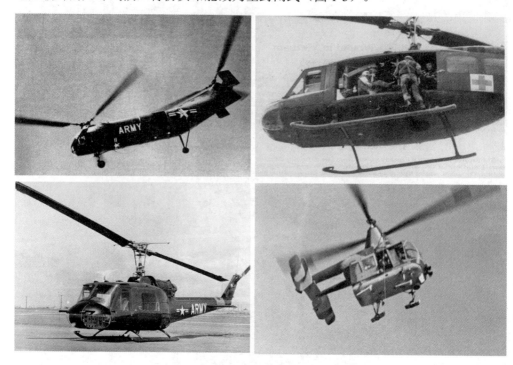

图1-3　临时加改装的救护直升机

但该机性能存在诸多缺陷，如运力有限、无法夜间飞行、续航里程较短、由于内部空间受限医务人员无法随乘。在越南战争时期，随着美国直升机种类的增加，逐步由UH-1取代H-13，UH-1系列机型直到20世纪70年代末一直是美国陆军运输直升机的主要机型，也是救护直升机改装的主要载体，主要优点为：内部空间较大，伤病员可以安置于直升机内部而不必置于外部吊舱内，随乘医务人员可对伤病员实施运输途中的连续救治，使伤病员的运送时间缩短了1小时。可在空中实施紧急外科处置，使伤死率降至1%。从20世纪80年代开始该机逐步被UH-60黑鹰直升机取代。

此间，民间空中医学救援得到了关注。1956年，美国颁布的《全国搜索救援计划》规定，美国军方可通过空军救援协调中心协调政府、军方、各州搜救机构和拥有航空能力的企业、组织，承担空中医学救援任务。2年后，美国第一架救援直升机投入使用。1965年，美国国会制定并颁布医疗保险法案，保险投保人可拥有空中医学救援平台服务的权利，允许市场化运作，加快了民间航空医学救援的发展。美国的这种民间空中医学救援模式大致分为3种。①传统模式：即医院与第三方运营商签订合同，提供飞机和飞行员，同时提供医疗人员和管理人员。通常情况下，这些都是非营利单位。②社区模式：即航空器、人员和基地由一家独立于当地医院和医疗服务提供商的公司管理。③政府模式：即政府直接负责在特定地区提供空中医学救援服务。

　　这个时期，发达国家民间航空医学救援也陆续得到快速发展。如 20 世纪 70 年代初期开始，德国汽车俱乐部（ADAC）旗下的航空应急救援公司开始运营，首架直升机为 Bo-105（图 1-4）。目前德国拥有全世界最为发达的航空应急救援网络，全国任意地方距离最近的航空应急救援站点的航程不会超过 15 分钟。

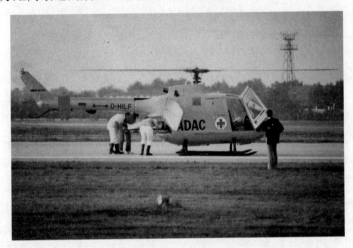

图 1-4　德国 ADAC 的 Bo-105 直升机

四、成熟阶段

　　20 世纪 80 年代后期，航空医学救援逐渐进入以标准化和体系化为标志的成熟时期。20 世纪 80 年代，美国军事空运司令部与战术空军司令部研制了制式机载医疗箱，确定了整套医疗卫生装备标准，并列入了战备库存清单；西班牙的陆、海、空三军统一了机载担架的规格，大大方便了伤病员的上、下机。这一阶段，通过救护直升机的使用，使伤病员的后送、等待时间大大降低，伤死率降至 1%。进入 20 世纪 80～90 年代以后，救护直升机在原有基础上得到了更进一步的发展，体系日臻完善。20 世纪 80 年代初期，美国的航空应急救援开始进入高速发展阶段，仅在 1980 年就有近 50 家以医院为基地的航空应急救援服务机构，当年空运的伤病患人数超近 2 万名。20 世纪 80 年代中期，美国联邦政府减少对应急救护运输的拨款，开始让各州政府主动承担起急救运输的职责，不少州的州政府也开始将航空应急救援服务纳入医疗保健项目中。20 世纪 90 年代末期，美国联邦航空管理局开始对航空应急救援服务实施标准化监管。据美国联邦航空管理局（FAA）2014 年的公报显示，美国有 75 家航空救护公司，共 1515 架直升机。

此外，医院和企业等社会力量也参与日常空中医疗转运服务工作。据了解，2014 年美国有 93 家医院可提供空中医疗转运服务，有 39 家企业可提供个人空中医疗转运服务。

日本于 2001 年起正式执行急救直升机制度，并得到循序渐进的发展。急救中心有专门的停机坪、技术装备、管理制度和运作制度，是一个完整的空中急救系统。2007 年 6 月，日本国会通过《关于使用直升机进行急救医疗的特别措施法》，开始在全国范围内正式使用直升机进行急救任务。目前，急救直升机体系是第三级急救医疗机构急救中心的一个重要组成部分（日本急救医疗体系由三个部分组成：急救医疗系统、急救运送系统和急救情报系统。急救医疗系统主要由初级、二级及三级急救医疗机构组成。其中，三级急救医疗机构又称救命急救中心，可随时接收二级或初级急救医疗机构转送的严重急诊患者，是确保急危重患者诊疗的高级急救医疗机构，24 小时随时应诊）。急救直升机的基本运作方式为：消防机关的通信指挥部接到患者通报后首先派出救护车到现场，急救队员评估患者的状态，在认为有必要使用急救直升机的情况下上报消防机关的通信指挥部。消防机关通信指挥部向急救直升机的基地医院发出指示并通报患者状态。在天气允许的条件下，急救直升机将搭载 1 名医生、1 名护士飞往求救现场（为了飞行安全，天气情况不良时，是否起飞最终决定权在机长）。与此同时，救护车负责把患者移送到事先和地方行政单位协调后确定的公园、学校的操场等较宽阔的临时停机地点。如果附近没有事先指定的停机地点，消防机关可临时指定适合停机的地点。此外，日本还有防灾直升机和医疗固定翼飞机。防灾直升机由各省市的消防部统管，停放在消防机关的航空基地，其原本的设置目的是在发生灾害时进行空中救援，但是现在也经常负责运送一些诸如交通事故中的伤员，或需要及时接受治疗的重症患者。多数防灾直升机上没有任何医疗设备，且需要先飞往医院搭载医生和护士再飞往患者之处。固定翼飞机是根据需要进行改造的小型喷气式飞机，目的是较长距离运送患者。

其他国家尤其是发达国家如瑞士、英国、法国、澳大利亚等均以类似模式进行标准化的空中医学救援建设和发展。如美国军队采用"模块化"理念设计，将不同功能的单一组件，通过整体设计和工艺加工形成各种独立的单元，各单元可自由拆散、按需组装，可快速临时将 UH-60 直升机加装为具备不同救治能力的直升机，以满足不同任务的需求。配备了机载供氧、战斗担架、营救吊车、救生吊篮、卫生装备专用电源系统，使用信息化技术开发机载"远程医疗诊断系统"等，可在复杂的战场环境中飞行后送伤员，并在途中予以治疗。民用直升机市场，法国欧洲直升机公司采取模块化设计，研制出可在多型号民用直升机上进行加装的直升机机载医疗救护单元（图1-5），2人可在10分钟内铺设完成，卸载仅需5分钟。

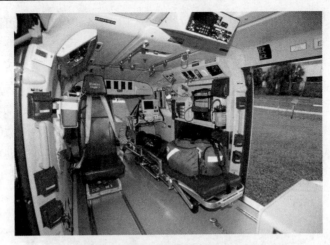

图 1-5　欧洲直升机公司研制的机载医疗救护单元

　　欧洲于 2008 年出台了救护飞（直升）机机载医疗装备技术标准，对具有救护功能的飞（直升）机内部医疗设备需求、用户接口、环境条件、工作温湿度、振动、医用电源、电磁兼容性、气体供应、机械强度、机载医疗设备固定等都做出了明确规定。如标准的第二部分要求，噪声超过 85dB，要有噪声防护措施，利于医务人员、飞行人员和伤病员之间的交流、通信。机载系固装置应由支撑装置、系固卡件、装备载承支架等组成。伤病员处置空间不小于 2400mm（长）×1150mm（高）×1200mm（宽）。日本防卫厅于 2011 年进行了航空医学系列试验，通过对几种飞（直升）机的对比试验，对救护飞（直升）机的机载医疗设备及其电磁兼容性进行了详细研究。

　　很多国家拥有专门的空中医学救援队，如美军 20 世纪 90 年代初提出构建美国空军重症监护空运后送队（critical care air transport team，CCATT）这一概念，旨在飞行的运输机中打造出"空中重症监护室"，并完成相关医疗任务，进而实现救治与后送合二为一，以提高战场救治效率。自美国开始军事介入伊拉克和阿富汗以来，除一般伤患后送外，以 CCATT 为主的重症伤员后送已超过 8000 人，在综合军事空运医疗后送和非战争行动中均发挥了重要作用。

　　CCATT 的诞生可以追溯到 1988 年，1994 年首个 CCATT 试点项目在第 59 医疗连队启动。经过 2 年的测试，CCATT 被批准纳入美国空军的空运后送体系。1996 年，CCATT 正式获批加入美国空军空运后送体系，并承担医疗后送任务。自启动之日起，CCATT 积极参与多项行动，如 1994 年维护民主行动、1995～1996 年联合努力行动、美军撤离索马里、霍巴塔爆炸救助、美国大使馆撤离利比亚和卡特琳娜飓风后伤病员的后送等。

　　随着 CCATT 在空军医疗后送中的作用日益显著，2002 年 CCATT 成员获得参与空军飞行任务的资格，但前提是成员须符合特定的身体条件、参加完整的高空生理培训，且需佩戴个人防护装备。目前在美军的医疗中心、医院和预备役军队中共成立了 50 支 CCATT，日常不执行 CCATT 任务，但必须为可能承担的任务做好准备。

　　CCATT 是美军战时可快速动员的小型医疗资源，也是美国空军航空医疗后送体系的主要组成部分。根据 CCATT 建设方案，救护组包括 1 名重症医师（肺科、麻醉科或急诊科），1 名重症监护护士，1 名呼吸治疗师，配备相应的物资设备，是一支能够在货运飞机中展开救援的可移动重症监护单元。当不能满足伤病员后送救治需求时，将视伤病员的特殊需求，增加 1 名具备相关救治技能的医师。如后送需体外循环支持的伤病员时，需要增加 1 名心外科医师（图 1-6，图 1-7）。

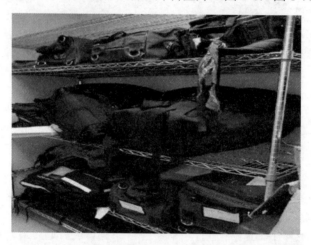

图 1-6　美国 CCATT 配备装备——机载伤病员运送单元

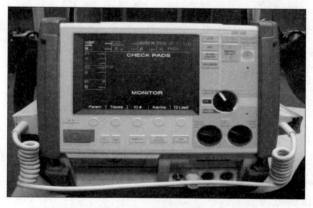

图 1-7　美国 CCATT 配备装备——监护仪

　　CCATT 成员必须具备救治多发伤、颅脑损伤、休克、烧伤、呼吸衰竭、多脏器功能衰竭及其他重症伤病员的经验。CCATT 成员均从美国空军中选拔，由其所在医院、医疗中心或空军预备役部队的指挥官提名，由相同职位（医师、护士或呼吸病治疗师）中经验丰富的 CCATT 历届成员对其教育背景和技术水平进行评估。CCATT 的目标是建立伤病员空运后送的重症监护环境，在后送途中对伤病员进行持续的医疗监护，视需要调节或改变治疗方案，稳定伤、病情，保证医疗后送的无缝连接。CCATT 最多能同时监护 3 名需机械通气的伤病员或 6 名处于稳定期的伤病员。

在培训方面，通过评估的预备队员将接受为期 12 天的初级培训。基本课程内容包括空运医疗后送理论、高原生理学、飞行应激、患者飞行生理、急性呼吸衰竭、机械通气、血流动力学监测、感染控制、药理学、任务的管理和文件记录。此外，还有减压舱的乘坐、搬运伤病员、CCATT 物资与设备、机组资源管理、设备的适航性测试/审批、航线安全、氧气疗法/系统、飞机装载/配置、熟悉设备、部署环境的生存训练等适用性训练。任何一支 CCATT 都必须在执行任务前 120 天内参加过高级课程，方可被任命执行任务。高级课程在辛辛那提大学医学中心进行，为期 12 天，由空军和地方联合提供教学。

CCATT 早期主要承担美国本土伤病员转运及从加勒比海和中、南美洲将伤病员转运回国的任务。在 1995 年波斯尼亚维和行动中，CCATT 首次执行伤病员后送任务。2001 年后，CCATT 的重点转移到了海外伤病员后送行动，本土伤病员的转运大部分交给了民航。阿富汗及伊拉克战争中，美军将小型外科手术力量配置在一线，提供挽救生命的损伤控制复苏手术，再由 CCATT 将大量经过初步手术稳定的重伤员后送至后方医院。2004 年的一份伤亡分析结果表明，美军战伤生存率达 90%，比以前有显著改善。截至 2007 年底，CCATT 在伊拉克和阿富汗执行重症伤病员后送行动达 2000 次。

阿富汗-伊拉克战争中，CCATT 后送专业技术逐渐完善成熟，近 250 支 CCATT 专业小组通过 C-17、C-130、KC-10、KC-135 等机型改装的救护飞机，将肢体、胸、腹等部位遭受严重创伤经初步手术处理后的伤员后送至伊拉克境内野战医院（36 小时），或送至德国或美国本土（12 小时以上）。美军采取这种灵活的编组和机动的模块化救治模式，有效应对了后送伤员伤情的复杂多变，降低了严重伤情对伤员的生命威胁，大大提高了伤员的生存率。

第二节　空中医学救援的影响因素

相比地面伤病员运送，空中医学救援受诸多因素影响：低压、缺氧、温度和湿度、振动、噪声、晕机、速力等。

一、低压

由于机舱高度增加而导致的大气压力降低会使气体膨胀，并影响生理过程，影响用于监测和生命支持的医疗设备的功能。因此，设备必须经过航空医学认证。8000

英尺（1 英尺≈0.3 米）处的气体体积约比海平面高 35%，体腔（如中耳、鼻窦、胃肠道）中的气体膨胀可能会引起不适或疼痛。

二、低氧

与海平面相比，8000 英尺处的氧分压为 108mmHg。氧分压降低会导致乘员的氧饱和度降低到 90%。血液系统受损的伤员中可出现低氧血症。因此，补充氧气对维持充足的氧气供应至关重要。

三、温度和湿度

登机和离机时机场环境温度可能会有很大差异。此外，飞机巡航高度的机舱温度也影响患者的健康。低湿度导致呼吸道分泌物干燥，并可能损害呼吸功能。

四、振动冲击

固定翼飞机和直升机都存在振动冲击问题，以直升机最为严重，会导致乘员疲劳、过度换气和晕机，也会影响伤病员的监护。可通过适当保护伤患和提供足够的衬垫来消减振动的影响。

五、噪声

机舱内升高的噪声会干扰救治团队成员间及与伤员的交流。使听诊变得困难或几乎不可能。在这种情况下，应使用视觉警报。

六、晕机

有些伤病员容易晕车/晕机。在起飞前，可给予伤病员服用止吐药。上颌骨-面部损伤或下颌骨折的伤员应提供快速松解的设施/仪器。

七、加速力

起飞时的加速力作用在水平轴上，伤员可能会出现下肢血液积聚和颅内压升高，因伤员的代偿性交感神经反应较差，对血流动力学不稳定或自主神经功能障碍的伤员有影响。

第二章 ————————————————————————

空中医学救援装备概述

空中医学救援装备是以直升机和固定翼飞机为主的载机平台及其配套机载装备的总称，主要用于突发公共事件及院前急救中伤病员运送、运送途中伤病员处置与连续救治及传染病患者的隔离运送，还可用于移植器官、生物制品的运送，是各类灾害及院前急救中打通"空中救护走廊"的重要物质基础，具有十分重要的作用。

第一节　空中医学救援装备的分类

根据世界各国空中医学救援的发展历史、实践经验和发展，空中医学救援装备可按以下方式进行分类。

1. **按功能配置**　可分为伤病员运送型和治送结合型两类。伤病员运送型主要用于将批量伤病员由现场向野外移动医院和固定医院转运，主要以运送伤病员为主，辅以基本生命支持装备，完成紧急情况下的伤口包扎、止血、固定、通气及复苏等任务，一般采用大中型直升机和固定翼飞机作为载体临时改装；治送结合型主要用于以危重和卧位伤病员为主的伤病员运送和途中连续救治，可卧位或坐位，除完成基本生命支持外，主要完成伤病员运送途中的重症监护、损伤控制、连续救治等高级生命支持。

2. **按处置对象**　可分为常规型和特殊型两类。

3. **按平台种类**　可分为旋转翼型和固定翼型两类。

4. **按使用对象**　可分为军用型和民用型两类。

5. **按机载配置**　可分为机载医疗装备、机载配套装备。

第二节　空中医学救援装备的技术要求

空运伤病员不同于一般的载人运输，它要求伤病员后送飞机能为伤病员提供适合于后送需要的机舱设备、担架系统和满足救治需要的医疗卫生设备，要求为伤病员提供一个符合医学要求的空中生活环境。医学对伤员后送飞机的战术技术要求是多方面的，最主要有以下几项。

一、飞（直升）机和机舱设备要求

理想的伤员后送飞机和直升机应具备噪声低、振动小、稳定性强，能增压、加温、加湿、供氧，并能在飞行中进行各种医疗护理等特点。就飞机和机舱而言，应尽量满足以下几项基本要求。

1. 机舱舱门要适于各型担架的进出，使伤病员登机离机时方便、迅速、舒适。

2. 座舱要有医务人员进行观察、护理、救治伤病员的空间。

3. 机上医务人员要有与机组和地面通话的双向通信能力。

4. 要有适当的座舱照明灯光和供医疗电子仪器工作使用的电源插座；照明应满足夜间航行及治疗需要。

5. 要有充足的氧气供应。

二、担架系统要求

1. 要有轻便灵活并便于安装的担架支架及吊挂带，在飞机和直升机用于其他用途时便于迅速拆卸和上、下机。

2. 要有可靠的担架安全带（固定伤员用），在飞行中能够防护垂直加速度对伤病员的影响。

3. 担架的安置要留出空间，便于对每个伤病员进行护理，两个担架之间的垂直距离不得少于 46cm。

4. 具有可靠的担架及座椅固定系统。

三、机上卫生装备要求

机上配套卫生装备要体积小、重量轻，便于携行，便于搬运、装卸和运输，并应具备以下特点。

（一）组装配套，便于使用

全部机上卫生装备应分类组装成不同功能的医疗箱或车，做到功能配套、主次分明、能分能合，既可全部展开又可部分展开，以满足机上各种救治工作的需要。

（二）坚固轻便，机动性好

机上卫生装备要精干、坚固、轻便，适于机上使用；包装要合理，在飞机上要展收迅速，机动性好。

（三）通用性强，适应性好

应能在多种直升机和运输机上使用，能适应和满足机上伤病员医疗护理的一般需要和急重症抢救的特殊需要。

（四）电子设备，互不干扰

卫生装备中的电子设备应选用小型便携式装备，要结实、耐震；监测的信号应采用可读式，并且与机上用电及通信、领航仪表设备互不干扰。

四、伤病员后送飞（直升）机改装要求

伤病员后送飞（直升）机的改装研制分为临时改装和固定改装。临时改装是指在机舱内装上担架支架、吊挂带及担架固定装置，将制式的成套便携式机上卫生装备装上飞机，但不在飞机上固定安装。以战时或平时大批伤病员的后送为主，以伤员后送过程中进行的途中急救功能为辅，其特点是在适宜的飞（直升）机上配备后送伤员的担架和医疗卫生设备、医疗设备通常与飞（直升）机分开，自成一体，不在飞（直升）机上做永久性固定安装，飞（直升）机作为后送伤病员使用时，将担架系统和配套医疗卫生装备装上飞（直升）机作为医疗救护飞（直升）机使用；不运送伤病员时这些设备可卸除，飞（直升）机可作他用，且机上医疗卫生装备是相互通用的。固定改装是指将客（货）运输机经过专门卫生改装，机上医疗设备完善、性能先进，设备与飞（直升）机合为一体，作为专用卫生飞（直升）机。

（一）装备配套原则

机上卫生装备的配套应符合以下要求：配套卫生装备为小型医疗箱（车），体积小、重量轻，展收迅速，便于携行，整体配套要符合便携式装备的要求；卫生装备的安放和展开不破坏机舱原结构，可在短时间内安放和撤收，装备的通用性能强，能在多种机型上使用。

（二）装备内容

空运伤病员的目的主要是快速后送，在后送过程中对伤病员进行必要的医疗护理，对空运途中伤病情加重的伤病员进行紧急救护，以保障伤病员空运途中的生命安全。

考虑飞行的环境因素，如出现因高空缺氧、低气压、噪声、振动、加速度等导致伤病员的病情加重或恶化，在机上必须配备进行紧急医疗处置或急救的设备。伤病员后送飞（直升）机装备内容应与空运医疗救治工作的需要相适应。机上的救治范围应尽量缩小，主要配备复苏、供氧、急救药材和医疗护理用品等。机上的治疗性操作应减少到最低限度。

（三）医疗设备的选配

伤病员后送飞（直升）机医疗设备应以选型配套为主。尽可能选用已定型生产的医药卫生产品，充分利用市场现有的药材设备。原则上应避免从基础研究做起，可以缩短研制周期和保证产品质量。每种设备、仪器、药品的选择都要力求一物（机）多用，使整套装备便于机动，装卸、展收迅速，使用方便。

为了保证充足的货源，应尽量采用国内定型生产的最新医药产品，进口设备要保证有充足和稳定的货源供应，以便战时及时补充供应。

（四）药材品种

伤病员后送飞（直升）机的药材应当选配实用性、功能、救治能力强的品种。伤病员后送飞（直升）机的药材品种应选用国内外当前最先进的。机上药材品量以空运救护 100 名伤病员的需求量为一个基数。机上医疗组可根据空运伤病员的人数和药品消耗量及时增减或补充。机上药品应主要配备药效较快的注射剂和液体，只配备少量口服药。应配有升压、兴奋呼吸、强心、镇静、止血、利尿、扩容等药品。医疗器械应配备复苏、插管、供氧、输液、抽吸装置、气管切开包、胸穿包、导尿包、氧气瓶及医疗护理用品等。

（五）机载装备强度要求

满足《运输类飞机适航标准》（CCAR-25-R4）第 25.303 的相关规定。其过载规定为：前向为9.0g，向下为4.5g，向上为2.0g，侧向为1.5g。

（六）电磁兼容要求

机载医用电子装备及配套装备应满足相应的电磁兼容要求和适航要求。

第三章 ————————————————————————

救护直升机

第一节　救护直升机的概念与分类

一、救护直升机的概念

救护直升机是配有卫生急救器材，用于伤病员搜寻、救护与后送的非固定翼垂直起降飞行器，是航空救护卫生装备的一种。

二、救护直升机的分类

救护直升机可按照结构类型和功能类型进行分类。

（一）按结构类型

1. 专用型救护直升机　专用型救护直升机是专门用于执行伤病员或遇险人员搜救、运送及紧急医疗救护等任务的直升机。专用型救护直升机救护能力强，配备搜索、打捞及医疗救护装备，机上配有医护人员，可对伤病员进行紧急抢救、监护、医疗护理，并对各种条件下遇险人员实施营救、紧急医疗救护和后送。

2. 临时加改装型救护直升机　临时加改装型救护直升机是根据任务需要，对临时承担伤病员空中救护和转运任务的普通直升机进行简单的卫生改装后的救护直升机。通常在机舱内安装担架支架、固定装置及成套卫生装备，但不改变直升机的内部结构。

（二）按功能类型

1. 后送型救护直升机　后送型救护直升机以批量伤病员后送为主，机上除担架外，仅配备少量医疗设备，一般不进行较复杂的途中救护，典型装备如 CH-47（支奴干）直升机、AS-332"超美洲豹"多用途运输直升机、AS-350 六座轻型多用途直升机、SA-361H/HCL"海豚"直升机、"托纳尔"军用直升机、A-109 军民两用轻型直升机、卡-26 轻型多用途直升机及米-8 多用途直升机等。

2. 治送结合型救护直升机 治送结合型救护直升机是指除伤病员后送功能外还具备伤病员的途中救治功能的救护直升机，一般通过对直升机的改装达到上述目的。主要通过研发各类集监护、救护、治疗等功能于一体的"直升机综合急救单元"来实现治送结合。直升机综合急救医疗单元可以在野战或野外条件下，对现场和直升机后送途中的重症伤病员提供重症监护与救治，维持重症伤病员的生命体征。

第二节　救护直升机的发展

救护直升机不受道路环境条件制约，可使伤员得到及时有效的救治，一般情况下，后送速度比救护车快 3.3～19 倍。发达国家的军队机场均配有救护直升机。救护直升机最早出现于第二次世界大战期间，美国陆军少尉 Carter Harman 驾驶一架西科尔斯基 YR-4B 直升机成功实施了对 3 名英军伤病员的空运后送。20 世纪 50 年代初，救护直升机差不多同时在朝鲜战争、印度支那战争和北非战争开始正式应用。1950 年 4 月 4 日，美军用 Bell 47 型直升机实施了战后第一例伤病员的空运后送；在朝鲜战争中直升机后送伤病员约达 20 000 名。20 世纪 60 年代，英国在救护直升机上配备了导航、雷达和定位等装置；美国的 Bell UH-1 直升机配备了机上使用的抽屉式担架和充气担架，还在机上装备了氧气面罩、床头灯、个人污物袋、呼叫铃、警灯、给氧和吸引器等装备。20 世纪 70 年代，美军研制了制式机载医疗箱、西班牙军队研制了制式机载担架配备于救护直升机。20 世纪 80 年代，美军 UH-60Q "黑鹰"专用救护直升机上可安放 6 副担架，装有 1 套供氧系统及 1 套医疗系统，其内部医疗系统可供 3～6 名医务人员对伤病员实施救护，内部设备还包括氧气生成系统、与夜视镜匹配的照明系统、环境控制系统、医药设备、监护设备。20 世纪 70 年代，中国人民解放军空军对米-8 直升机进行改装用于医疗后送，通过减震隔音改造、安装固定或可拆卸的设备挂件等，以便于设备展开，满足医疗、监护和转运的需要。21 世纪初期，中国成功研制了专用救护直升机，为舰载直升机，以系列直升机为基本型机，可用于伤员转运、海上搜救、人员物资运送。机上装备有救生设备及包括立式心电除颤仪、壁式心电监护仪等空中医疗设备，可乘坐位伤员和卧位伤员，能够在空中为伤员提供紧急医疗救治，必要时可开展手术。

国外救护直升机从结构上主要分为两种类型：专用救护直升机、改装救护直升机。UH-60Q "黑鹰"救护直升机（图 3-1）、UH-72A 救护直升机、MedUAV 救护直升机、CH-46E "海上骑士"救护直升机等是专用救护直升机的典型代表，相关数据见表 3-1。

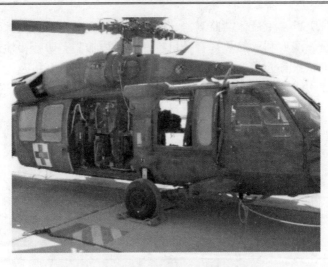

图 3-1 UH-60Q "黑鹰" 救护直升机

表 3-1 国外部分专用型救护直升机相关数据

装备名称	国别	性能指标
UH-60Q "黑鹰" 救护直升机	美国	装备大量现代高新技术装备,如计算机控制系统、分子筛氧气生成系统、自动测距和导航系统、激光预警系统、精确定位系统等。具有良好的医疗系统,如氧气、吸引、战斗担架系统、营救吊车、卫生设备电源等。一次可运载 3~6 名卧位伤病员
UH-72A 救护直升机	美国	为美军最新型装备,未来将逐步取代现役 "黑鹰" 救护直升机。原型机为 EC-145,具有优异的高海拔/高温适应性,可在5000m 以上高度和 35℃高温环境下执行任务,续航时间为 2.8小时。一次可运载 2 名卧位伤病员和 2 名医务人员
MedUAV 救护直升机	以色列	一次可搭载 4 名伤病员,可以全速飞行 3 小时。机上可携载 3名工作人员。有常规飞行和遥控飞行两种工作模式
CH-46E "海上骑士" 救护直升机	美国	主要用于执行直升机遂行垂直补给、医疗后送及搜索救援任务。机长 13.7m,旋翼直径 15.31m,起飞重量 11 032.2kg,最大时速 268.25km/h,单程航程 176km。不足之处是航速和燃料有限,在沙漠环境下涡轮叶片易被侵蚀,降低了发动机的寿命;自身缺乏导航系统。一次可后送 15 名卧位伤病员或 25名坐位伤病员

　　最早使用空中急救后送单元进行改装的是以色列军队,当时正值以黎战争期间,以军将此单元置于 Bell-212 直升机上,以后美国、奥地利、法国、澳大利亚、德国、日本等国也相继推出了类似单元。奥地利军队于 20 世纪 80 年代研制的新型救护直升机加装了直升机医疗救护单元,由担架、运输架及医疗复苏单元等组成,医疗复

苏单元配有呼吸机、生命体征监测器、心脏起搏器、吸引器、气体输送接口及蓄电池和充电装置。澳大利亚的救护直升机也在机舱内加装了医疗模块，该模块是由澳大利亚飞行测试服务公司生产的一种救护单元，可装在直升机及固定翼飞机上，适用于不同重症伤病员。德军的 NH-90 救护直升机加装了"伤员后送单元"（PTE），PTE 由可分离的上下两部分组成，上部位于担架后上方，用于配置医疗仪器，特别是监护仪、显示器及供电装置等。下部位于担架下方，安装医用氧气罐。PTE 集成的主要医疗设备包括吸引器、输液泵、注射泵、血氧饱和度监护仪、氧气瓶等。此外，每架直升机还配备了除颤器、光度仪、血氧分析仪、急救箱、抗休克裤、真空垫等。目前，PTE 主要置于 NH-90 直升机上，并已在德军列装。由于该装备采用模块化结构，因此可采用不同的组合方式。国外部分改装救护直升机相关数据见表 3-2。

表 3-2　国外部分加改装救护直升机相关数据

装备名称	国别	性能指标
CH-47"支奴干"直升机	美国	可运载 31 名坐位伤病员或 24 名卧位伤病员
AS-332"超美洲豹"多用途运输直升机	法国	可运载 6 名卧位伤病员、6 名坐位伤病员和 3 名医务人员
AS-350 六座轻型多用途直升机	法国	可运载 2 名卧位伤病员或 1 名卧位伤病员加 1 名坐位伤病员或 4 名卧位伤病员或 2 名卧位伤病员加 4 名坐位伤病员
SA-361H/HCL"海豚"直升机	法国	可运载 4 名卧位伤病员
"托纳尔"军用直升机	意、荷、英、西	可运载 6 名卧位伤病员
A-109 军民两用轻型直升机	意大利	可运载 2 名坐位伤病员和 2 名卧位伤病员
卡-26 轻型多用途直升机	俄罗斯	可运载 2 名坐位伤病员加 2 名卧位伤病员
米-8 多用途直升机		可运载 12 名卧位伤病员
"海王"先进反潜直升机	英国	可运载 6 名卧位伤病员或 2 名卧位伤病员和 11 名坐位伤病员

从功能上分，救护直升机可分为后送型和治送结合型两种，后者可对伤病员实施重症监护和途中连续救治，部分救护直升机还具有临时开展手术的功能。

国外部分治送结合型直升机机载医疗单元相关情况见表 3-3。

表 3-3 国外部分治送结合型直升机机载医疗单元相关情况

装备类型		代表装备	优 点	缺 点
功能类型	急救型	奥地利 ICU 美国 LSTAT	功能集中,整体运行,机动性强,附加设备少	一次救治的伤员数量有限,不能有效利用飞机内部的空间
	急救后送结合型	美军"黑鹰" 德国 PTE	可在重症监护的同时后送其他卧位或坐位伤员,保障效能增加	技术要求高
运输类型	自行型	奥地利 澳大利亚	机动灵活,不会造成伤员的二次损伤,可与各种运输工具结合后成为机动应急急救单元	结构复杂,军用及民用直升机快速加改装
	非自行型	德国 PTE 美国	功能强大,结构一般采用箱柜式结构,密封性好,外观和形式上比较科学,一次可监护治疗多名伤员	不适于直升机,主要用于卫生运输机及专用飞机
结构类型	简易型	德国"重症监护担架"	结构简单	防护性能及集成性能差
	模块型	奥地利 德国 PTE	可根据需要进行不同组合,能分能合	装备固定要求高
	集成型	美国 LSTAT	功能集成、完善,自动化程度高	价格昂贵,材料性价比低

救护直升机的发展趋势主要表现为以下几个方面。

1. 注重体系化建设 体系化是今后救护直升机发展的重要趋向,专用型和临时改装型并行发展,后送型和治送结合型两者并存。其中,为了减少机型直升机的资源浪费,多数采用临时改装型,提高性价比;批量伤员后送以后送型救护直升机为主,机上配有简单的急救处置器材,以坐位轻伤员为主、卧位中度伤员为辅,并可运送医疗保障物资、生物制品及器官等,主要适用于各类灾难伤员的批量快速运送和重要的医用救治所需物品。危重症伤患主要以治送结合型为主,机上配备危重伤患所需的急救、监护、呼吸、吸引、输液、救治、紧急处置等成套化装备或系统,以卧位重度伤患为主,一般配备综合急救模块、伤患运送模块、供氧模块、供电模块、药材模块等。

2. 强化标准化发展 由于直升机机型种类较多,性能不同,临时加改装救护直升机机载装备规格庞杂、功能各异,这就给机载装备的选型和配置带来困难,机载卫生装备的标准化配置非常重要,模块化配置和改装既可统一要求,又可快速改装。而一机一型的配置方式既浪费资源,也不便于维护管理,通用加改装是临时加改装救护直升机的主流发展趋势。

3. 关注人机功效 相比固定翼飞机,直升机内部配置比较简单,其内部环境、空间、噪声、冷暖等对伤患运送有一定影响,因此,改善舱室空间微环境、提高人机功效是未来救护直升机发展应考虑的问题。如增加减噪降噪系统、特殊通话系统、冷暖控制系统等。如美国军方为 UH-60M 救护直升机配备了环境控制系统（空调），确保机载伤病员更舒适（图3-2）。美国民间应急医学救援机构对救护直升机内加装空调也高度关注。位于美国田纳西州的范德堡大学应急医学救援中心配备了 2 架配备空调的救护直升机，并将救护直升机加装空调作为与直升机制造公司合作的新规定。在极端高热环境下，即使飞行 25～30 英里（1 英里≈1609 米），也会威胁机载伤病员的生命。

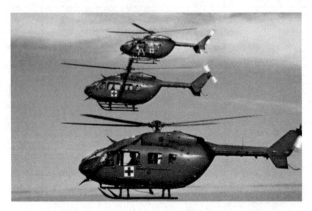

图 3-2　美国配备空调系统的 UH-60M 救护直升机

第三节　典型救护直升机

一、美国

（一）UH- 60A "黑鹰" 救护直升机

美军 UH-60 系列 "黑鹰" 中型多用途直升机是由美国西科斯基公司研制的。UH-60A 于 1972 年 10 月首飞，是 "多用途战术运输飞机系统" 计划的产物。机长 19.76m，机身宽 2.36m，机高 5.13m，机身为半硬壳结构。由于采用大量各类树脂和纤维等复合材料，其重量较轻。该机最大起飞重量约 10t（1t=1000kg），最高时速 292km/h，航程 603km。普通型 UH-60A "黑鹰" 救护直升机（图3-3）能够后送 4 名卧位伤病员和 1 名坐位伤病员。该救护直升机最多能够后送 6 名卧位伤病员和 1 名或 7 名坐位伤病员。

（二）UH-60Q "黑鹰" 救护直升机

UH-60Q "黑鹰" 救护直升机（图3-4）是在 UH-60A "黑鹰" 基本型直升机的基础上全面改装而成的专用救护直升机。UH-60Q "黑鹰" 救护直升机可在复杂战场环境下后送伤病员，并可在后送途中给予治疗。采用模块化设计理念，将不同功能的单一组件通过整体设计和工艺加工，形成各种独立的单元。各单元可灵便地拆卸、按需组装，以满足不同任务需要。1993 年美国军方正式装备 UH-60Q "黑鹰" 救护直升机，加装的设备主要有以下部分。

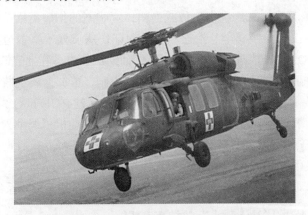

图 3-3 UH-60A "黑鹰" 救护直升机

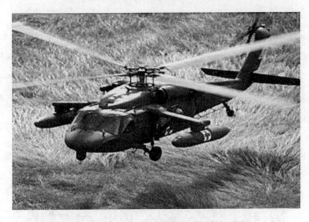

图 3-4 UH-60Q "黑鹰" 救护直升机

1. 自动测距和导航系统 UH-60Q "黑鹰" 救护直升机装备了自动测距设备，同时增加了复式红外线白光探照灯，可用于在无导航时的夜间飞行及无引导下着陆，使救护直升机在任何气象条件下完成空中救护飞行任务。

2. 定位系统 UH-60Q "黑鹰" 救护直升机安装了 AN/PRC 定位系统，可有效实施战斗搜索和救护任务。

3. 激光预警系统 救护直升机一般是单独执行飞行救护任务，没有武器系统。UH-60Q "黑鹰" 救护直升机加装了 AN/AVR-2 激光预警系统，使救护直升机在飞行中能够避开对方的武器系统，提高了战场生存能力。

4. 扩大位置测量系统 该系统使救护直升机可连续掌握战场上伤病员需要救护的情况，也可随时了解飞行途中某地突然发生的需救护的伤病员资料和任务数据。

5. 救援绞车和担架系统 UH-60Q "黑鹰" 救护直升机在外部加装了救援绞车，

在任何时候都可以完成起吊伤病员的任务，担架系统留有较大的伤病员护理空间，便于救护。

6. 加热和降温系统　危重伤病员或处在休克状态的伤病员维持体温比较困难，如果伤病员需要在机上接受紧急治疗，必须保证伤病员处于基本恒定、舒适的温度环境中。UH-60Q"黑鹰"救护直升机加装了辅助加热设备和通风降温设备。

7. 氧气生成系统　由于瓶装氧气供应量的限制，再加上氧气瓶占据机舱有限的空间，因此医用氧气是救护直升机需要解决的一大问题。UH-60Q"黑鹰"救护直升机利用分子筛制氧技术，使空气浓缩形成氧气。从发动机引擎抽入空气，通过分子筛氧气生成系统产生连续的氧气流，满足了救护直升机在没有后勤补给氧气的情况下，有足够的医用氧供应。

此外，美国军方还利用信息化技术开发了机载远程医疗诊断系统。

（三）UH-1H/V"易洛魁人"救护直升机

UH-1H/V"易洛魁人"救护直升机（图3-5）是美国贝尔公司在 UH-1D 直升机基础上改进而成的，具有座舱容积大和用途广泛等特点。1 台 T53-L-13 涡轮轴发动机，机长 17.4m，机高 4.39m，最大起飞重量 4309kg，最高时速 204km/h，巡航速度185～222km/h，实用升限 3660m，最大航程 556km，续航时间 2.5 小时。普通型 UH-1H/V"易洛魁人"救护直升机能够后送 3 名卧位伤病员和 4 名坐位伤病员，最多能够后送 6 名卧位伤病员或 9 名坐位伤病员。

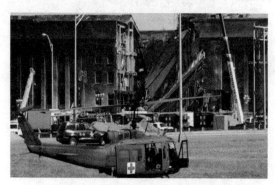

图 3-5　UH-1H/V"易洛魁人"救护直升机

（四）UH-72A"勒柯塔"（Lakota）救护直升机

该救护直升机是欧洲直升机公司生产的中型双发直升机，具有安全性高、性能优良、噪声低、振动小、高海拔/ 高温适应性能优异等特点，可在 1220m 高度和 35℃高温环境下执行任务，续航时间可达 2.8 小时。机长 13.03m，机高 3.45m，自重 1.79t，最大起飞重量 3.58t，最高时速 268km/h，最大巡航历程 685km。机上配备无线通信设备和 GPS 定位系统，无线电设备工作频带覆盖国际民航组织规定的通信频率，能够精确获得位置、飞行速度和时间等信息。机舱布局比较合理，在执行医疗救护任务时，舱内可容纳 2 副担架和 2 名医务人员。由于舱门较大，北约标准制式担架可方便进出。首架于 2007 年投入现役，美国军方计划总共装备 345 架，其中 200 多架配备国民警卫队。在这 200 多架直升机中，约有 50 架为救护直升机，约占总数的 25%。2009 年 11 月， 美国国民警卫队开始接收首批 UH-72A 救护直升机，用以取代现有的 UH-1 "休伊"（Huey）救护直升机。美国哥伦比亚特区国民警卫队第 121 卫生连（空中救护）是首个接收 UH-72A 救护直升机的单位，计划装备 6 架 UH-72A 救护直升机（图 3-6，图 3-7），以取代现有的 9 架 UH-1H/V 救护直升机。

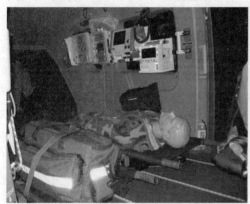
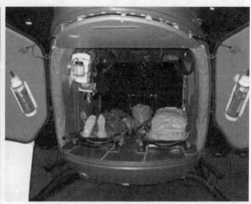

图 3-6 UH-72A "勒柯塔"（Lakota）救护直升机内部布局

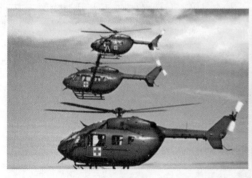
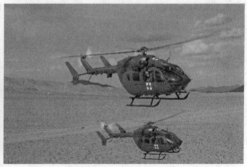

图 3-7 UH-72A "勒柯塔"（Lakota）救护直升机

（五）HH-60M "黑鹰"救护直升机

该救护直升机由美国斯塔福德市西科斯基（Sikorsky）公司生产，主要执行将伤病员从受伤现场后送至后方医院的医疗后送任务，并能在后送途中实施全面的现代化途中救治，能够在恶劣环境下全天候执行伤病员紧急医疗后送任务。机上装备主要有环境控制系统、制氧系统、途中医疗救护设备、心电图机、电控担架、吸引器、患者监护仪、依据体温确定患者位置的红外系统及外置电动救援绞车等，一次可后送 6 名卧位伤病员。装备有 2 台 GE-701D 发动机，巡航速度 278km/h，最大航程 500km。在接到命令后 15 分钟内即可起飞（图 3-8）。

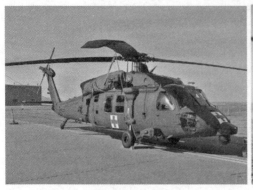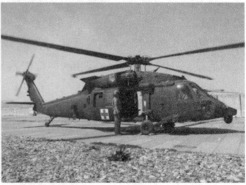

图 3-8 HH-60M "黑鹰"救护直升机

（六）H-92 救护直升机

该救护直升机由美国斯塔福德市西科斯基（Sikorsky）公司生产，采用多用途机身机构，有效载荷 4421kg，能够一次后送 6 名伤病员、多名机组人员和专用医疗设备。该机的时速和巡航里程确保能够将伤病员在"黄金 1 小时"内后送至相关救治机构，装备有增强型地面迫近警告系统（EGPWS）、空中交通预警与防撞系统（TCAS）、气象雷达、抗冰与水平旋翼防冰系统等先进设备，能够在极端恶劣气候条件下进行全天候作业。机舱宽敞舒适，医务人员可根据任务需要快速重新配置机上设备（图 3-9）。

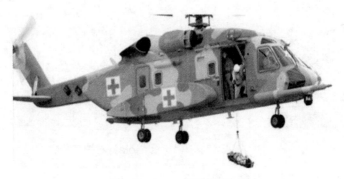

图 3-9 H-92 救护直升机

（七）CH-46E "海上骑士"救护直升机

主要用于执行直升机遂行垂直补给、医疗后送及搜索救援任务。一次可后送 15 名卧位伤病员或 25 名坐位伤病员。CH-46E 直升机机长 13.7m，旋翼直径 15.31m，起飞重量 11 032.2kg，最大时速 268.25km/h，单程航程 176km。在"沙漠盾牌"和

"沙漠风暴"行动中，CH-46E 直升机共执行了 313 次搜索营救和医疗后送任务。该机的不足之处是航速和燃料有限；在沙漠环境下涡轮叶片易被侵蚀，降低了发动机寿命；缺乏导航系统（图 3-10）。

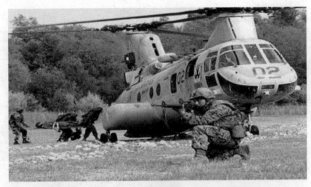

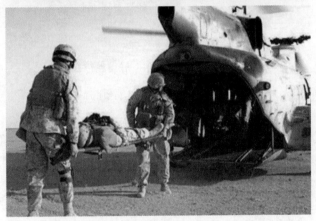

图 3-10　CH-46E "海上骑士" 救护直升机

（八）CH-47 "支努干" 救护直升机

CH-47 "支努干"直升机是由美国波音公司研制的双旋翼纵列式中型运输直升机，1956 年研制， 1961 年交付，载重量大，耐用性高，曾在历次作战中被大量使用，发展了多种改进型号， 共生产 1168 架，美国军方现装备 746 架，有望服役到 2030 年。最大速度 297km/h，航程 2059km，内部载荷 6512kg，外部载荷 7192kg。一次可后送 24 名卧位伤病员或 31 名坐位伤病员。

二、德国

（一）UH-1D "贝尔" 轻型救护直升机

德国军方的 UH-1D "贝尔"轻型救护直升机（图 3-11），又被称为"休伊"（Huey）救护直升机，除用于民用公路事故救护外，还被联邦国防军用作搜救直升机。

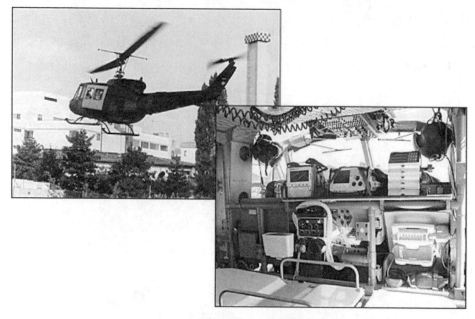

图 3-11 UH-1D "贝尔"轻型救护直升机

机上配有搜救装备，为伤病员提供医用氧（急救呼吸），给药与输液，监测生理功能与血氧饱和度，电动除颤，为伤病员做人工呼吸，插入插管装置（人工呼吸器），将血、黏液和固态物质从呼吸道中吸出，维持或恢复呼吸和血液循环等重要生命体征，采取加压措施降低下肢、腹部和背部血流量（抗休克治疗），固定脊柱和背部损伤的伤病员，并做好后送准备。

该机采用单发动机，发动机功率为 1044kW（1400PS），可运送 3 名伤病员及所需医护人员，最大爬升能力 4145m，重量 4.3t，有效载荷 0.9t，高 3.6m，机身长 12.77m，主旋翼直径 14.63m，可执行人员、物资和伤病员后送、搜救任务，事故重伤病员的救护及登山遇险人员的救护。可运送 2 名卧位伤病员。

（二）EC-135 救护直升机

EC-135 救护直升机（图 3-12，图 3-13）是由原欧洲直升机公司（现空中客车）研制的轻型双发多用途直升机，采用先进的航电系统，自动化程度高。机长 12.16m，机高 3.51m，机宽 2.67m， 旋翼直径 10.2m，有效载重 2850kg，飞行高度 3000m，最大速度 278km/h，最大航程 735km。能够执行伤病员紧急救治与后送、搜救及灾害医学救援等任务。机载卫生装备采用模块化设计理念，通用型模块化医疗救治与后送单元符合人体工效学要求，能够最大限度地满足和保证机组及伤病员的安全性与舒适性。单元采用轻重量设计，以便提高飞机的有效载荷；可快速装配，装配时间不超过 1 小时，无须对机舱内部格局进行改装；维护与清洁简便，可达性好，材料抗污染性高；机舱内采用整体式医疗地板，配备 2 套医疗单元位置锁止系统；配备低姿急救担架，便于伤病员上下；机上配备呼吸机、除颤仪、吸引器、心电监护仪、输液架、医用耗材储存柜等医疗设备及氧气制备与供应系统。一次性可后送 1 名卧位伤病员或 2 名坐位伤病员。随机可搭乘 1 名医生和 1 名护理人员。

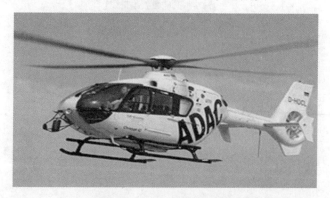

图 3-12　EC-135 救护直升机

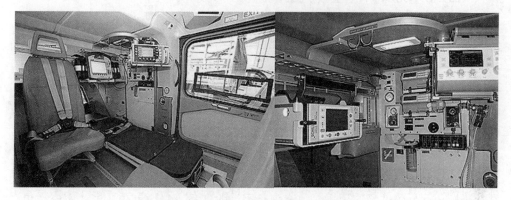

图 3-13　EC-135 救护直升机内部布局

（三）"海王"MK-41 中型搜救直升机

　　"海王"MK-41 中型搜救直升机（图 3-14）是英国韦斯特兰直升机公司在美国西科斯基公司的 SH-3D 基础上发展起来的先进直升机。该机采用了 SH-3D 直升机的基本机体和旋翼系统，更换了动力装置和部分专用设备。外形尺寸（长 × 宽 × 高）为 22.1m×4.9m×5.1m，最大起飞重量 9300kg，最高时速 252km/h，发动机功率 2200kW（3000PS）。1975 年，第一架飞机在德国军方驻基尔——海军第五飞行大队开始服役。根据德国军方发展规划，该直升机将由 NH-90 型或 NH-92 型直升机所取代。"海王"MK-41 中型搜救直升机是专门为德国海军设计的搜救型直升机，主要执行搜索与伤病员的后送救治任务。

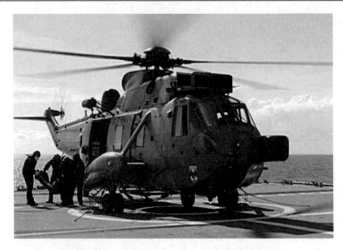

图 3-14 "海王" MK-41 中型搜救直升机

（四）CH-53GRH 中型救护直升机

CH-53GRH 中型救护直升机由美国斯塔特福德市西科斯基（Sikorsky）公司生产，20 世纪 80 年代第一代机型在德国联邦国防军服役，经不断改进已成为德国军方的主要救护直升机，主要用于作战地区伤病员的搜索与救治。该机为单螺旋桨直升机，机长 20.47m，舱内体积 9m×2.3m×2m，空重 10 079kg，最大起飞重量 19 050kg，最高时速 315km/h，最高飞行高度 6200m，最大爬升速度 11m/s，最远飞行距离 470km。直升机机组人员由 2 名直升机驾驶员、2 名机械师、3~4 名急救医生组成，可执行一级和二级作战任务。一级作战任务是运送作战地区日常急救所需的人员、物资和医疗设备及最多一次长途运送 12 名伤病员至中心医院；二级作战任务是将预处理过的伤病员从战场后送至专科医院。该机配备 6 个救治单元（每 3 个医疗箱为 1 个单元），每个救治单元包括 1 个呼吸箱（含呼吸气囊、呼吸器、几套插管、药品）、1 个血液循环箱（含稳定血液循环的各种注射装置）和 1 个辅助材料箱。另外，机内还有 12 副北约野战担架、12 床毛巾被、6 个真空垫、2 个心电监护仪、组织纤维分离设备及 3 个血氧测定仪。

（五）NH-90 中型救护直升机

NH-90 中型救护直升机（图 3-15，图 3-16）具有有效负荷大、航速快、航程远等优点，在各种执勤条件下均可由 1 名飞行驾驶员操作，可以全天候飞行，易保养和维修，不易损毁，飞行舒适性强（振动小、噪声低、配有空调）。作为救护直升机，其急救医学装备非常现代化，机舱内可展开 2 个救护区，备有 2 副担架，2 个担架支承架，医务人员座位，可以同时救治和后送 2 名重伤病员。机舱内备有人工呼吸机、监护仪、除颤器、吸引器、氧气瓶（2×5L）等医疗设备。救护直升机机长 19.56m，机高 5.31m，最大起飞重量 10 600kg，净重 6900kg，最高飞行速度 300km/h，最大航程982km（不带副油箱）/1200km（带副油箱），最大燃油量2011L，飞行持续时间5小时，最大爬升速度11.2m/s。

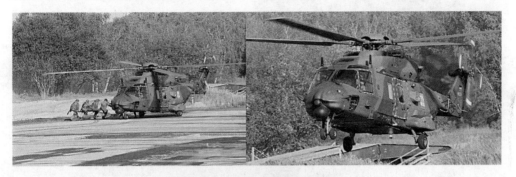

图 3-15　NH-90 中型救护直升机

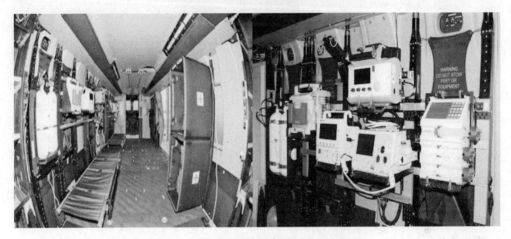

图 3-16　NH-90 中型救护直升机内部布局

德国军方将法国、意大利、荷兰和德国联合研发的 NH-90 多用途战术运输直升机改装成救护直升机。2011 年 6 月 21 日，德国军方联邦国防技术、采办局与欧洲直升机公司（Eurocopter）签订合同，将 12 架 NH-90 型多用途战术运输直升机改装成救护直升机。

（六）MTH CH-53G 重型救护直升机

德国军方的重型救护直升机是在大型运输直升机 MTH CH-53G 上加装伤病员后送附加装置，能够中短途医疗后送 12 名伤病员，同时乘坐医务人员 8 名。该机采用 3 台涡轮发动机，总功率 1500kW，机舱尺寸不小于 10m×3m×1.6m，最大起飞重量 40t，最大航速 300km/h，续航里程 1200km（图 3-17）。

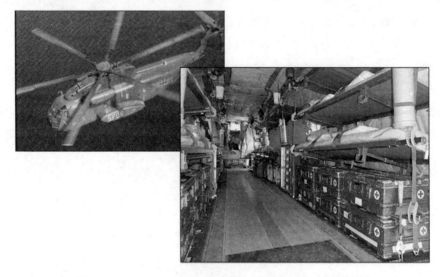

图 3-17　MTH CH-53G 重型救护直升机外观和内部布局

三、法国

AS-565 MB 救护直升机

　　该救护直升机为欧洲直升机公司研发的轻型直升机，采用 2 台 Turbomeca Arriel 2C 涡轮发动机，功率 635kW，能在高温高空环境下稳定作业。主螺旋桨直径 11.94m，尾翼直径 1.1m，机长 12.08m，带旋转轴的总直径为 13.73m，机舱长 2.3m，舱内空间 6.6m³，自重 2380kg，最大起飞重量 4300kg，最高时速 285km/h，最大续航里程 792km，标准续航时间 4.1 小时。机上配备有 4 轴自动飞行控制系统、飞行管理系统（有多普勒与 GPS）、搜寻与气象雷达、应急漂浮设备、担架支承装置、医疗后送装置等设备。一次可运送 4 名卧位伤病员和 1 名医护人员（图 3-18）。

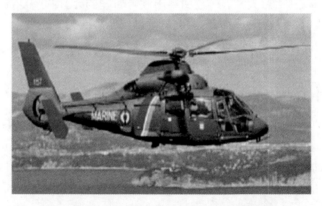

图 3-18　AS-565 MB 搜救与医疗后送直升机

四、俄罗斯

（一）卡-32A11BC 救护直升机

该救护直升机由俄罗斯直升机公司的"卡莫夫"卡-32A11BC 多用途直升机（Kamov Ka-32A11BC multipurpose helicopter）改装而成，配备 2 台 TV3-117 VMA 涡轮发动机，具有耗油量小、自重轻、安全性高、使用寿命长、维修便捷等特点。最大起飞重量 12 700kg，巡航速度 230km/h，最高时速 260km/h，最大航程 670km，爬升速度 15m/s，最大爬升限度 16 500 英尺，最大内部载荷 3700kg，最大外部载荷 5000kg。通过在直升机上加装便携式生命支持医疗单元，能执行伤病员空运后送任务和在后送途中对伤病员进行基本生命支持，一次可运送 2 名卧位伤病员和 5 名坐位伤病员。配备有 Oxylog1000 人工呼吸机、LIFEPAK12 除颤监护仪和 LSU 吸引器等医疗设备（图 3-19，图 3-20）。

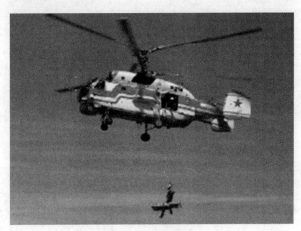

图 3-19　卡-32A11BC 救护直升机

（二）卡-226T"虎鲸"救护直升机

卡-226T"虎鲸"救护直升机（图 3-21，图 3-22）是俄罗斯卡莫夫设计局研发的双发共轴式反转旋翼多用途直升机，是卡-26 直升机的后继机型，继承了卡-26 直升机的机身和系统设计方面的全部优点。60%机身均采用复合材料，机身涂有红外与雷达波吸收涂层，配备 Turbomeca Arrius 2G1 涡轴发动机，发动机功率 2×313kW，最大起飞重量 3600kg，巡航速度 220km/h，最高时速 250km/h，最大航程 700km，最大内部载荷 1100kg，最大外部载荷 1000kg，四叶片复合主旋翼直径 13.5m，尾旋翼采用 7 叶片设计，后送舱内部高度 1.4m，舒适性高，机上配备有暖风/空调系统。救护直升机机舱内可安装 2 副担架，通过大舱门可以安全地上下。还配备有心电图机、除颤仪等医疗设备组成的现代化重症监护医疗模块，可在机上开展心肺复苏急救和患者生命体征的维持与监测，一次能运送 6 名坐位伤病员或 2 名卧位伤病员，

3 名医务人员。2014 年俄罗斯索契冬奥会期间，该救护直升机被部署到赛会现场，执行应急救护保障任务。

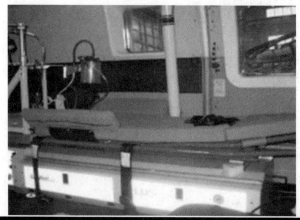

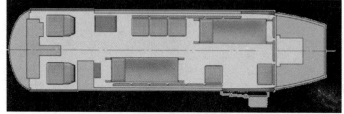

图 3-20　卡-32A11BC 救护直升机内部布局

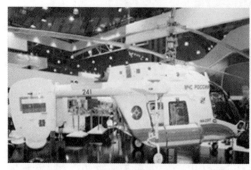

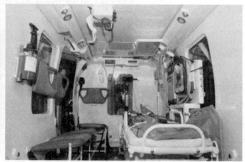

图 3-21　卡-226T "虎鲸" 救护直升机　　图 3-22　卡-226T "虎鲸" 救护直升机内部布局

（三）米-4 救护直升机

米-4 救护直升机是俄罗斯米里设计局研制的轻型救护直升机。发动机舱位于机头，通过传动轴驱动机舱顶部的主旋翼和尾部的尾桨。救护直升机巡航速度140km/h，最大巡航航程 500km，实际升限 5500m。一次可后送 8 名卧位伤病员和 1 名坐位伤病员，或 14 名坐位伤病员。起降面积不小于 60m×40m。由于该直升机起降面积小，且不需要专门设备，因此便于从前沿医疗救治阶梯和大规模卫生减员区运出伤病员。

在无法着陆时可通过绞车和担架带悬吊方法运载伤病员。因此，该直升机能够从交通不便地区、潜艇和快艇上后送伤病员。

（四）米-17-1V 搜救直升机

米-17-1V 搜救直升机（图 3-23）是乌兰乌德航空工厂股份有限公司与莫斯科米里直升机工厂联合生产的。其集原型机米-17 军用运输直升机的所有优点于一身。直升机客 / 货舱尺寸 5.34m（长）×2.34m（宽）×1.80m（高），最高时速 250km/h，最大巡航航程 610km（带主油箱）/1065km（带 2 个副油箱），正常起飞重量 11 000kg，最大起飞重量 13 000kg。机上配备有多普勒气象雷达、卫星导航系统、救生吊篮、红外搜寻摄像系统等装备。米-17-1V 救护直升机主要用于战斗条件下的伤病员医疗后送。机上可装备 12 副军用标准担架，可一次后送 12 名需要撤离战场或危险区域的重症伤病员，外加 1 名医护人员。

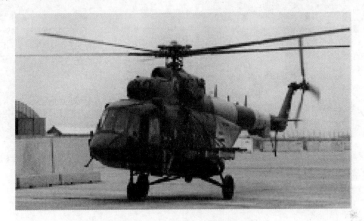

图 3-23　米-17-1V 搜救直升机

（五）米-26T 救护直升机

米-26T 救护直升机（图 3-24）是俄罗斯米里设计局研发的一款全球最大的双发多用途重型直升机，能够在各种气候条件下执行全天候飞行任务。动力装置为 2 台850kW D-136 涡轮轴发动机，最大起飞重量 56t，货舱最大载重量 20t，最大平飞速度 295km/h，巡航速度 255km/h，最大航程 800km，使用升限 4600m。米-26T 救护直升机能够在最短的时间内紧急将伤病员快速直接从受伤现场后送至相关医院，并能够在机上实施急救、心肺复苏、重症监护等紧急医疗救治保障。救护直升机的典型布局为：①重症监护区可容纳 4 名重症伤病员和 2 名医生；②手术区可容纳 1 名伤病员和 3 名医生；③术前准备区可容纳 2 名伤病员和 2 名医生；④急救区可容纳5 名卧位伤病员、3 名坐位伤病员和 2 名护理人员；⑤化验室；⑥生活休闲区主要包括厕所、洗漱设施、食品储藏单元和休憩区。此外，作为备选布局，可采用模块化方舱式化验室或装备齐全的医疗中心的形式，可装配到支承架之上，以供急救或作为野战医院使用。作为军用救护直升机，一次最多可运输 60 名卧位伤病员，或 7 名重症监护伤病员、32 名卧位伤病员和 7 名护理人员，或 47 名伤病员和 8 名护理人员。方舱内包含有 1 个手术台、诊断设备、麻醉设备、呼吸设备及其他医疗设备或系统。

（六）米-38 救护直升机

米-38 救护直升机（图 3-25）是由俄罗斯直升机公司、俄罗斯米里设计局和欧洲直升机公司联合研发的一款新型运输直升机。动力装置为 2 台 PW-127T/S 涡轮轴发动机，最大起飞重量 15 600kg，巡航速度 285km/h，最高时速 330km/h，最大航程 900km，最大内部载荷 6000kg，最大外部载荷 7000kg，货舱面积 29.5m^2。米-38 救护直升机一次能够运送 16 名卧位伤病员。

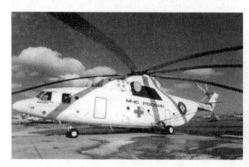 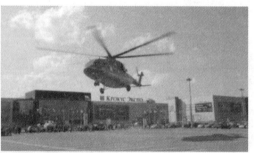

图 3-24　米-26T 救护直升机　　　　图 3-25　米-38 救护直升机

五、日本

（一）BK-117 救护直升机

BK-117 救护直升机是由日本川崎重工集团与欧洲直升机公司联合研制生产的紧急医疗救援直升机，接到呼叫信号下 1.5 分钟即可起飞。机长 13m，机高 3.85m，机身宽 1.6m，最大起飞重量 3585kg。机舱内配备有主担架、备用担架、供氧系统、心电监护仪、输液架、除颤器、呼吸急救箱、移动式吸引器、真空垫、心脏急救箱等医疗设备，可运送 1 名卧位伤病员（图 3-26，图 3-27）。

（二）AW-139 搜救直升机

AW-139 搜救直升机（图 3-28，图 3-29）是由英国 Agusta Westland 公司研制的中型双发多用途直升机，装备 2 台由普惠公司生产的 PT6C-67C 发动机，每台发动机的起飞功率为 1252kW。可在全天候、全天时条件下执行海上搜救、伤病员紧急医疗后送等任务，具有舰载作战能力。机长 16.66m，机高 4.94m，旋翼直径 13.8m，最大起飞重量 6400kg，最大有效载荷 2730kg，巡航速度 165 海里/小时，续航里程 500 海里（1 海里=1.852km），续航时间 5 小时。机上装备有高精度前视红外（FLIR）装置、救援绞车、搜索灯、扬声器、医疗担架、监护设备、急救设备及全数字化通信和导航设备等。

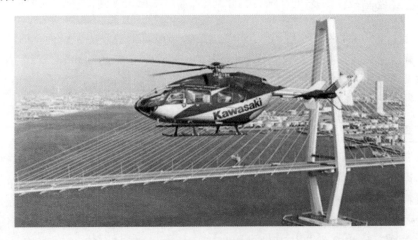

图 3-26　BK-117 救护直升机

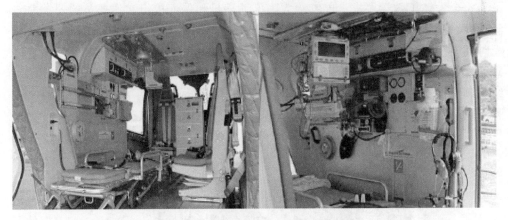

图 3-27　BK-117 救护直升机内部布局

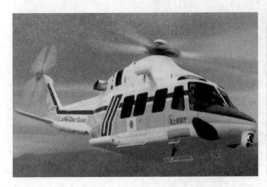

图 3-28　AW-139 搜救直升机

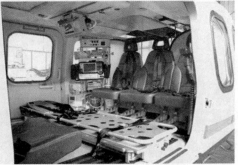

图 3-29　AW-139 搜救直升机内部

六、其他国家和地区

（一）英国

支努干 CH-47D 救护直升机是由美国波音公司研制的双旋翼纵列式中型运输直升机，载重量大，耐用性高，有多种改进型号，最大速度297km/h，航程2059km，内部载荷 6512kg，外部载荷 7192kg。该直升机用于后送伤病员时，一次可后送 24 名卧位伤病员或 31 名坐位伤病员。

（二）韩国

1. EC-155 救护直升机　EC-155 救护直升机是欧洲直升机公司研制的轻型双发多用途直升机，采用先进航电系统，自动化程度高。机长 14.30m，高 4.35m，旋翼直径12.60m，有效载荷 2300kg，飞行高度4572m，最大速度 280km/h，最大航程 857km。能执行伤病员紧急救治与后送、搜救、灾害医学救援及山区伤病员急救等任务。机载卫生装备采用模块化设计理念，通用型模块化医疗救治与后送单元符合人体工效学要求，能够最大限度地满足和保证机组和伤病员的安全性与舒适性。医疗单元采用轻重量设计，以便提高飞机的有效载荷；可快速装配，装配时间不超过 1 小时，无须对机舱内部格局进行改装；维护与清洁便捷，可达性好，材料抗污染性高；机舱内采用整体式医疗地板，配备有医疗单元位置锁止系统；配备有 1 副或 2 副低姿急救担架，便于侧面伤病员上下；机上配备有呼吸机、除颤仪、吸引器、心电监护仪、输液架、医用耗材储存柜等医疗设备及氧气制备与供应系统。可一次性后送 1 名或 2 名卧位伤病员。随机可搭乘 2～6 名医护人员（图 3-30）。

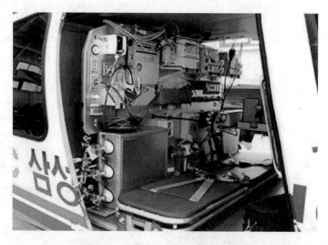

图 3-30　韩国 EC-155 救护直升机

2. UH-60P 救护直升机 原型机采用韩国"Surion"KUH 型直升机，机内紧急救治装备包括担架、自动呼吸机、除颤仪、监护仪等（图 3-31）。

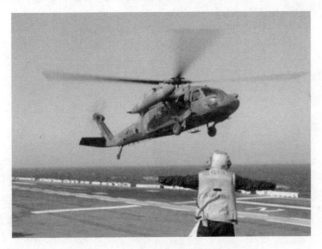

图 3-31 韩国 UH-60P 救护直升机

（三）以色列

以色列无人机"空中骡子"（Air Mule）（图 3-32），是以色列城市航空公司（Urban Aeronautics）的下属公司研发，由 1 台 730 马力的涡轮增压 Arriel 1D1 发动机提供动力，采用桨翼控制系统和风扇飞行器升力系统，增大推力，减少阻力，在阵风环境下能保持高精度的悬停，最大载重 500kg，最高时速 185km/h，可垂直起降。配备担架、空调和通信系统，医疗中心可与伤病员进行视频联系，可将伤病员放置于具有保护功能的机舱内，在飞行中对伤病员实施监护。

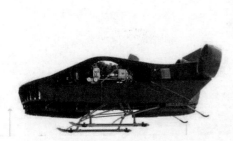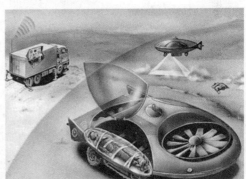

图 3-32 "空中骡子"（Air Mule）

（四）澳大利亚

澳大利亚国防科技研究所与美国军方远程医学与高技术研究中心于 2004 年联

合研发了新型救护直升机,可执行多样化任务。

1. 通过 GPS 定位,实现精确医疗后送。
2. 远程数据传输和图像处理。
3. 绘制指定区域地图,为远程遥控机器人提供参考。
4. 自动传感导航,包括障碍探测。
5. 核生化探测。

第四章 ——————————————————

卫生飞机

第一节　卫生飞机的概念与分类

　　卫生飞机是以固定翼飞机为运载平台运送伤病员，并能在飞行期间进行医疗救护的空中机动伤员后送装备。通常由客机、运输机改装而成。机上配有医务人员，负责空运途中伤病员的医疗护理和紧急处置。

　　1918 年，美国改造了一架 Curtiss JN-4D "Jenny" 飞机，将患者放置于飞机后舱进行转送，这架飞机被认为是美国第一架空中救护车，并作为飞行事故发生时进行援助的应急救援飞机。同年，法国利用一架轰炸机改装成第一架医用 X 线飞机，又将一些过时的轰炸机改装成为后送伤员的飞机，在机舱内安装了吊床，这是最初改装的空运后送飞机。随后美、英、德、苏联都改装了最初的卫生飞机。1920 年，美军改装了一架 Curtiss Eagle 飞机，在一个隔离的舱室内可运送 4 名卧位担架伤病员和 2 名坐位伤病员（或 6 名坐位伤病员），航医坐在飞行员的旁边。这是美国第一架能够在后送途中进行非紧急救治手术的"空中救护车"。第二次世界大战期间伤病员空运后送大规模的应用，促进了空运救护卫生装备的迅速发展。美国开始大量使用大型滑翔机、客机和货运飞机空运伤员，在机上配备了救护伤员的卫生装备。美军主要使用的卫生飞机为通用型的 C-47 和 C-54。朝鲜战争中，美军将救护直升机用于战场救护，固定翼飞机主要执行从战区后方地域到美国本土的空运后送。越南战争中，空运救护伤员的固定翼飞机主要为 C-130A 和 C-130E "大力士""大力神"。第三次中东战争中，以色列军队使用卫生飞机后送，将 80% 的伤病员从前线送到野战医院，其中 90% 的伤病员又用固定翼飞机后送至后方医院，伤病员在 4 小时内可得到专科治疗。20 世纪 80 年代以来卫生飞机发展很快，尤其是机上卫生装备的现代化程度明显提高，机上设立了手术室和加强护理单元，改善伤员救治环境，使伤员可以在机上接受手术治疗和各种医疗监护，使卫生飞机的机上救护范围得到极大扩展，已远远超出单纯空运后送范围，克服了空运后送飞机以后送为主、机上救护能力不足的弱点，将快速后送与优良救护有机地结合在一起，达到了空运与救护的统一。目前，国外代表性卫生飞机型号主要有 C-130、C-141、C-17、C-9、B-767、MD-80 等。美国使用 B-767 和 MD-80 进行改装的两种卫生飞机可分别容纳 111 名和 45 名担架伤员。德国利用 A-310 改装成卫生飞机负责战略空运后送，加装了具有若干监护、急救功能的空运医疗单元和具有一般护理功能的担架空运后送单元，分别可监护 3 名重症伤员和 1 名卧位伤员。每架 A-310 飞机有两种组配形式，分别为 3 个空运医疗单元、47 副担架和 6 个空运医疗单元、38 副担架。

一、卫生飞机的分类

（一）专用型卫生飞机

专用型卫生飞机是高层次的卫生飞机，是以飞机为载体在机舱内展开固定医疗的机构，飞机经过专门改装，机上医疗设备完善，性能先进，医疗设备通常与飞机一体，也可分离，具有专科诊察和处置功能，可单个或少量危重及专科伤员的救治与运送。

（二）改装型卫生飞机

改装型卫生飞机又称伤员运输机，是在不改变飞机主体结构的前提下加装担架支架（或模块化托盘系统）、护理站、供氧装置、伤病员登乘辅助装置（装备）等器材，使飞机加改装后具有较为完备的伤病员运送、途中救护功能。立足于战时或平时大批伤病员的空运后送和后送过程中的医疗救治。改装型卫生飞机（伤员运输机）的特点是：在适宜的飞机上配备运送伤员的担架和医疗卫生设备，医疗设备通常与飞机分开，自成一体；不在飞机上作永久性固定安装，不运伤员时机上医疗设备可拆卸，拆卸后飞机可作他用。

二、卫生飞机发展

美、英、德、法、俄罗斯（苏联）、沙特阿拉伯等国卫生飞机发展已经非常成熟，典型的有 C-130 卫生飞机、C-17 卫生飞机和伊尔-76 "手术刀"等。

沙特阿拉伯在 20 世纪 80 年代初期开始装备 C-130 卫生飞机，是世界上首个拥有专用型卫生飞机的国家，目前共有 6 架，机上设有观察室、诊断室、手术室、化验室和 X 线透视室，拥有 40~55 张危重伤病员床位。另外，为满足一些疑难杂症的机上救治，可在通信系统支持下进行远程会诊。

美国是最早把卫生飞机用于战时救治和后送伤员的国家之一，也是当今世界上拥有卫生飞机最多、设备最先进的国家。目前已成系列发展，包括 C-5、C-9A、C-17、C-130、C-141 等多种机型，受飞机空间限制，规模从 5 张至 50 张床位不等。美国卫生飞机系列中，各型卫生飞机功能侧重有所不同，C-9A、C-130、C-141 卫生飞机侧重于医疗后送，C-17 卫生飞机侧重于重症监护，C-5 卫生飞机功能相对完整，可满足重症加强监护需要，机上手术能力、救治能力更强。卫生飞机在海湾战争中救治人员情况见表 4-1。

表 4-1　海湾战争中美军航空医疗运送人数

（1990 年 8 月 12 日至 1991 年 3 月 31 日）

分　类	担架伤员	可走动者	小　计	撤运次数
战区内	1816	2695	4511	415
战区间	3283	4838	8121	256
总计	5099	7533	12 632	671

C-17 卫生飞机始建于 1995 年，机上安装了担架及固定装置、常规急救药品、手术器械、心脏除颤、即刻动脉内输液器、通风机、脊柱或颈部牵引架、医疗箱、急救包、人工吸引器、检查治疗包、航空急救包、事故急救包、护送急救包等，重点强调重症监护能力，可同时满足 36 名重症伤员的监护要求，设有手术台，必要时可实施空中手术救治。其重症监护能力和规模远远强于美军 C-130 卫生飞机。

C-5 卫生飞机分为上下两层，设有手术室、急救室、消毒室、血库、化验室、X 线室、外科治疗室和病房等，与 C-17 卫生飞机相比，规模更大，机上手术能力更强，且具备危重患者加强护理单元。作为野战医院使用时，可为 3000～5000 人提供医疗服务，可同时满足美军一个中队的伤病员初级医疗和护理要求。

俄罗斯（苏联）伊尔-76MD 飞机"手术刀"卫生飞机 1977 年开始研制，1984 年装备部队。飞机设三个大型电气化机舱。第一个舱为手术舱，安放 2 个手术台、人工肺呼吸装置、排气装置、照明装置等所有手术必需设施。第二个舱为复苏舱，内设 2 张吊床、人工呼吸维持设备和 X 线室。第三个舱为医疗后送舱，可以容纳 12 张悬挂担架床。3 个舱及配套的小型动力站都装有机轮，便于在必要时借助绞盘绞出飞机，由载重汽车拖走。"手术刀"参与了俄军的车臣作战，1995～1999 年（1997～1998 年飞机大修）后送了 2197 名伤员，无一例空中死亡。

国外卫生飞机情况统计见表 4-2。

表 4-2　国外卫生飞机情况统计（据不完全统计）

国　家	主要机型	数量	卫生飞机装备时间
沙特阿拉伯	C-130，Z2	6	1980 年
美国	C-130，C-17，C-5，C-9，C-141	62	1980 年
德国	A-310，A-319，C-160，CL-601	11	1980 年

续表

国　家	主要机型	数量	卫生飞机装备时间
法国	C-130	16	1982 年
英国	C-130，C-17	——	1983 年
俄罗斯	伊尔-76，安-74	4	1984 年
澳大利亚	比奇 200，比奇 200C	34	1984 年
奥地利	D328	3	1985 年
希腊	1900D	5	——
罗马尼亚	D328	5	1988 年
意大利	D328	2	——
尼日利亚	D328	1	1999 年

卫生飞机的发展将呈现以下几种趋势。

1. **专机专用，系列发展**　空军装备有专用型医疗救护飞机，且不同机型侧重点有所区别，有医疗后送型、重症监护型、重症加强监护型，以满足不同医疗救治任务需求。

2. **功能完善，配套齐全**　机上布局逐步优化，科室设置逐步合理，医疗、辅助诊疗和生活保障功能单元配套，一些加强护理单元、传染病隔离单元等逐步建立，整体救护效果进一步加强；机上医疗设备越来越先进，现代化程度越来越高，救护能力越来越强，具备卫星通信能力，可实施远程会诊。

3. **以人为本，功能全面**　机上伤病员居住环境和条件进一步改善，伤病员居住的生活条件更加舒适；机上照明、温度、饮食、给水等卫生学问题进一步标准化，机舱有害毒物危害逐步减少。

第二节　典型卫生飞机

一、美国

为了完成空运后送任务，美国军方采用了各种军用和民用飞机，其中，C-130主要用于战区内的后送，C-17、KC-135 和 C-141 等机型则主要用于战区间的伤病员后送，战时将伤病员后送回美国本土的任务主要由 B-767 执行，MD-80 则主要负责美国本土内伤病员的运输，但之前要采用飞机空运后送改装装置对 B-767 和MD-80 进行结构改装。此外，C-130 和 C-5 也可改装成空中医院，设置手术室、急救室、化验室、X 线室等，对伤病员进行救护。

（一）C-130 "大力神" （Hercules）卫生飞机

该飞机是由美国洛克希德•马丁公司研发的中型战术运输机，配备 4 台艾里逊

T56-A-15 型涡轮螺旋桨发动机。机长 29.79m，机高 11.66m，最大起飞重量 70 310kg，最高时速 620km/h，巡航速度 556km/h。该机主要在战区使用，优点是能在各种机场进行短跑道起飞和降落，能利用机上的设备迅速改装成伤病员运输机。机上配备有增压系统、空调系统、制供氧系统和供电系统。作为普通医疗后送型伤病员运输飞机，可一次后送 50 名卧位伤病员和 27 名坐位伤病员。根据需要，该机的内部布局可以改为运载 75 名卧位伤病员或 85 名坐位伤病员，但这仅代表该机的最大伤病员后送能力，并非常规用途。随乘人员通常由美国空军提供，一般包括 2 名飞行护士和 3 名航空医疗后送技师（图 4-1，图 4-2）。

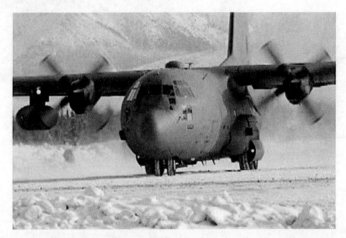

图 4-1　C-130 "大力神"（Hercules）卫生飞机

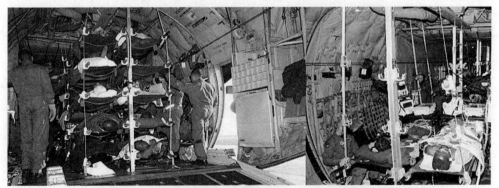

图 4-2　C-130 "大力神"（Hercules）卫生飞机内部布局

（二）C-141 "运输星"（Starlifter）卫生飞机

C-141 "运输星"（Starlifter）卫生飞机（图 4-3）是由美国洛克希德·马丁公司研制的喷气式远程军用运输机，1961 年研制，1965 年交付美国空军。该机配备 4 台普惠 TF33-P-7 涡轮发动机，载重量大，航程远，在越战中大量使用，美国军方在 20 世纪 80 年代耗资 6 亿美元对 C-141 机队进行了全面的现代化改装。机长 51.29m，机高 11.96m，翼展 48.74m，最高速度 912km/h，最大起飞重量 155 582kg，最大航程 5148km。作为普通医疗后送型伤病员运输飞机，可一次后送 48 名卧位伤病员和 38 名坐位伤病员。根据需要经改装后，最多一次可后送 103 名卧位伤病员或 147 名坐位伤病员。随乘人员通常由美国空军提供，一般包括 2 名飞行护士和 3 名航空医疗后送技师。

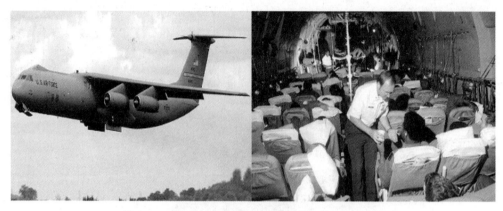

图 4-3　C-141 "运输星"（Starlifter）卫生飞机

（三）C-5 "银河（Galaxy）"卫生飞机

C-5 "银河"（Galaxy）卫生飞机（图 4-4）是由美国洛克希德·马丁公司研制的喷气式远程重型运输机，1963 年研制，1970 年开始批生产，是目前美国军方最大的军用运输机，载重量大，航程远，美国陆军 97% 的装备都可用 C-5 运输，机长 75.54m，机高 19.85m，翼展 67.88m，最高巡航速度 908km/h，最大载重量 120t，最大巡航航程 10 410km。该机分为上下两层，一次可运载 70 名卧位伤病员，途中可进行初步医疗处置和护理。

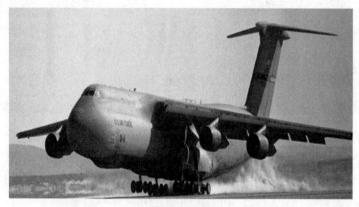

图 4-4　C-5 "银河"（Galaxy）卫生飞机

（四）C-17A "环球霸王"（Globemaster）卫生飞机

C-17A "环球霸王"（Globemaster）卫生飞机（图4-5）是由美国麦道公司为美国空军研制的上单翼、四发、T形尾、带后卸货板最新型的具有高度灵敏性的战略军用运输机，是目前世界上唯一可以同时适应战略-战术任务的运输机。机长53.04m，机高16.79m，翼展51.81m，外形尺寸与C-141运输机相当。最大起飞重量263t。作为伤病员运输飞机时可一次后送36名卧位伤病员和54名坐位伤病员。随乘人员通常由美国空军提供，一般包括2名飞行护士和3名航空医疗后送技师。机上还配备有机载伤病员制供氧系统。

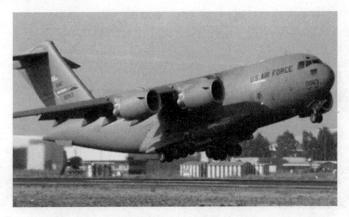

图4-5　C-17A "环球霸王"（Globemaster）卫生飞机

（五）C-9A "夜莺"卫生飞机

C-9A "夜莺"卫生飞机（图4-6）是由麦道公司制造的中程双引擎后掠翼喷气式飞机，为美国空军专用卫生飞机，主要执行后送伤病员的任务。机长36.4m，机高8.4m，翼展28.4m，推力每个引擎6525kg，最大起飞重量48 988kg，机舱长11 277m，时速525km/h，航程3218km。机组成员8名，其中飞行员1名，副驾驶员1名，乘务主任1名，飞行护士2名，航空医疗技术员3名。C-9A "夜莺"卫生飞机具有装载40名卧位伤病员或4名卧位伤病员、40名坐位伤病员及不同比例卧位、坐位伤病员的运送能力。C-9A "夜莺"卫生飞机在全球可使用650个军用或民用机场，每天可为660多名现役军人、退伍军人和地方医院伤病员提供后送服务。仅在美国国内，约每周5次紧急飞行任务。C-9A "夜莺"卫生飞机是唯一专门执行后送伤病员任务的专用卫生飞机。机舱卫生改装主要内容如下。

1. 为静脉输液瓶安装了天花板固定装置。
2. 为需要隔离或特殊护理的伤病员设立了独立通风的特殊护理区。
3. 在机舱侧壁服务面板上安装了11个真空泵和医用氧吸入接口。
4. 特殊护理区设有一个28V直流电插座。

5. 在舱内担架固定装置处安装了 22 个 115V/60Hz 交流电插座,供心脏监视器、呼吸机、恒温箱和输液泵使用。

6. 配备了一台储存全血和生物制品的医用冰箱。

7. 设立了一个带下水道的医疗供应区,设有药品柜和工作台,机舱两端设有厨房和卫生间。

8. 机舱后部有坐位伤病员乘坐的经济舱座位。

9. 在乘务主任坐席处安装了通信和控制机舱温度、医用氧、真空抽吸系统的工作站;设立了备用电站,为机舱空调系统不间断工作、停电时快速接通和双喷气引擎自动启动供电。

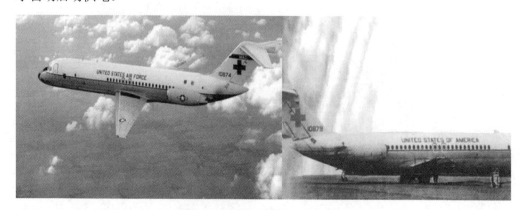

图 4-6　C-9A "夜莺" 卫生飞机

(六) KC-135 和 KC-10 伤病员运输飞机

KC-135 和 KC-10 伤病员运输飞机是由美国波音司研制的四发、喷气式运输机,主要用于飞机空中加油,但在紧急情况下也可用于伤病员后送,可运载 8 名卧位伤病员和 24 名坐位伤病员或 15 名卧位伤病员和 8 名坐位伤病员 (图 4-7,图 4-8)。

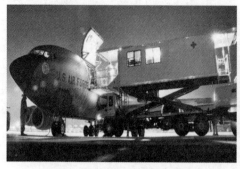
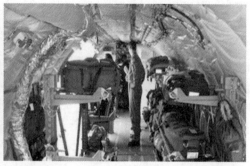

图 4-7　KC-135 伤病员运输飞机　　　图 4-8　KC-135 伤病员运输飞机内部布局

（七）B-767 伤病员运输飞机

通过美国民用后备航空队可使用 B-767 伤病员运输飞机（图 4-9）。经改装后可分别运载 111 名卧位伤病员或 87 名卧位伤病员和 40 名坐位伤员，飞机的舒适感和 C-9 卫生飞机一样。机上可携带便携式液氧 450L，储备有各种医疗设备和医疗设备供电电源。

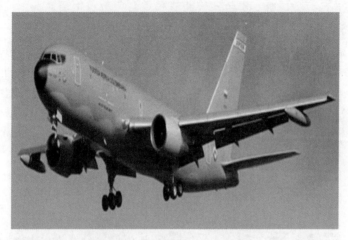

图 4-9 B-767 伤病员运输飞机

（八）U-21 伤病员运输飞机

该机经改装可运载 10 名坐位伤病员或 3 名卧位伤病员和 3 名坐位伤病员及 1 名军医。

（九）C-12 伤病员运输飞机

该机经改装可运载 8 名坐位伤病员或 2 名卧位伤病员和 4 名坐位伤病员。

（十）MD-80 伤病员运输飞机

该机主要在美国本土短途运输伤病员，最多可运载 45 名卧位伤病员，配备的专业人员包括 2 名护士和 3 名空运后送技师。机上可携带便携式液氧 150L，储备有各种医疗设备和医疗设备供电电源。

二、德国

（一）空客 A-310 MRT 卫生飞机

德国军方的战略空运后送（5000km 以上）机主要是空客 A-310 和 A-400 飞机。从功能上讲，空客 A-310 是一种"类空中医院"型卫生飞机。

空客 A-310 MRT（多用途运输机）主要执行混合货物与旅客运输任务，最大起飞重量 157 000kg，有效载荷 123 000kg，飞行速度 825～900km/h，两翼张开总长度 43.89m，机身长 43.89m，高 15.8m，主翼直径 5.64m，续航里程 10 560km，装备 医疗设备后可转变为"空中重症救护站"。空客 A-310 多用途伤病员救护运输机 主要负责需重症医疗监护的重伤和危重伤病员的后送任务，每天至少可后送 250 名伤病员。机上最多可搭载 28 名医务人员，其中包括 1 名随乘医生（医疗主任）、1 名麻醉师、1 名急救医师、4 名急救助理和 4 名急救卫生员。

空客 A-310 MRT 卫生飞机可采用三种不同布局方案。布局方案一：装配 6 个 重症伤病员后送单元（PTE）和 38 副卧位伤病员担架（PLP），最多搭载 28 名医务 人员；布局方案二：装配 3 个重症伤病员后送单元和 48 副卧位伤病员担架，最多搭 载 28 名医务人员。布局方案三：不装配重症伤病员后送单元，仅装配 56 副卧位伤 病员担架，最多搭载 28 名医务人员（图 4-11～图 4-13）。

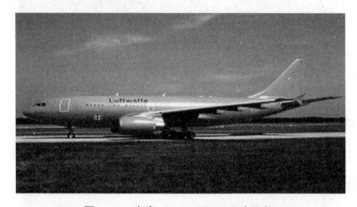

图 4-10 空客 A-310 MRT 卫生飞机

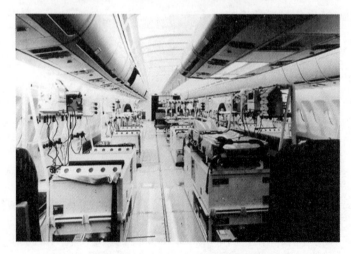

图 4-11 空客 A-310 MRT 卫生飞机内部布局（一）

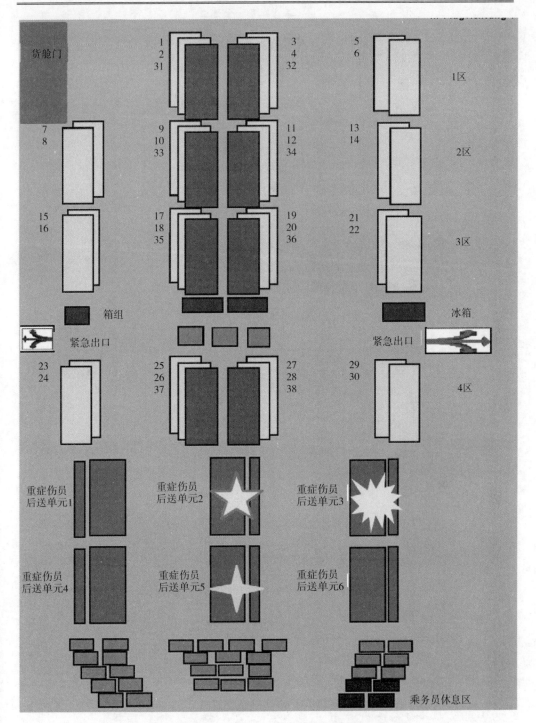

图 4-12　空客 A-310 MRT 卫生飞机内部布局（二）

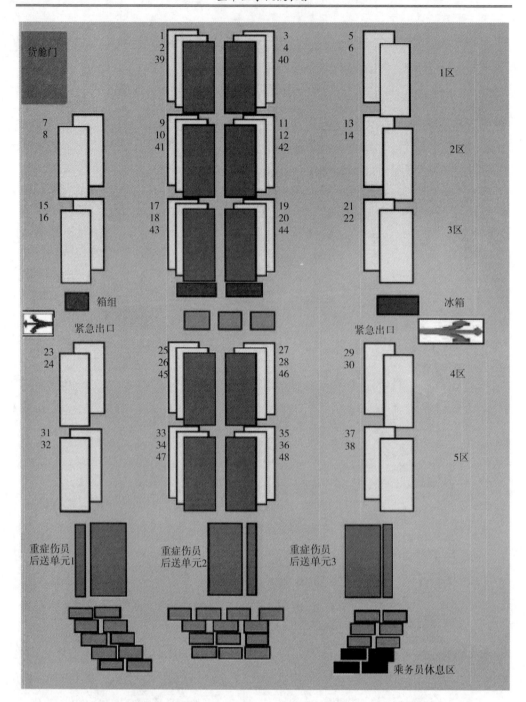

图4-13　空客 A-310 MRT 卫生飞机内部布局（三）

（二）空客 A-319 CJ 卫生飞机

空客 A-319 CJ 运输飞机为一种中短途运输机。按照德国军方规定，所有运输机都有伤病员后送的职责，需要时经改装可用于伤病员后送（图 4-14，图 4-15）。据德国军方相关网站 2011 年报道，德国军方准备用该卫生飞机取代 C-160 卫生飞机。该卫生飞机将会成为德国军方今后中短途伤病员空运后送的主要机种之一。机长 33.84m，高 11.76m，翼展 34.10m，客舱长 23.77m，客舱宽 3.70m，客舱高 2.2m，最大起飞重量 76 500kg，最大巡航里程 7400km，最大巡航速度 840km/h，乘员 2 名驾驶员加 2 名乘务员。机上可加载 2 套重症伤病员后送单元（PTE），一次可运送 2 名重症伤病员及若干名轻伤员。

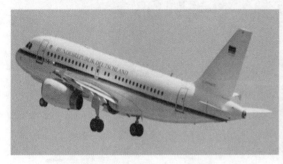

图 4-14　空客 A-319CJ 卫生飞机　　　图 4-15　空客 A-319CJ 卫生飞机内部布局

（三）空客 A-340 300 卫生飞机

空客 A-340 300 运输飞机为德国军方 2011 年 3 月新装备的机种，需要时经改装可用于伤病员后送。经改装成为卫生飞机（图 4-16），可加载 4 套重症伤病员后送单元（PTE），一次可运送 4 名重症伤病员及若干名轻伤员。该机长 60.67m，机高 16.85m，翼展 60.31m，最大巡航里程 13 700km，最大巡航速度 917km/h。

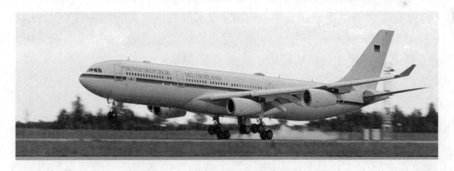

图 4-16　空客 A-340 300 卫生飞机

（四）空客 A-400M 卫生飞机

空客 A-400M 大型军用运输机是欧洲七国联合研发的新一代大型军用运输机。机长 43.80m，机高 14.60m，机宽 42.40m，最大载重量 37t 或 120 人，最大起飞重量 141t，最大巡航里程（空机）9300km，最大巡航速度 560km/h。改装后的空客 A-400M

卫生飞机（图 4-17）在执行伤病员空运医疗后送任务时，一次可同时运送 66 名卧位伤病员和 25 名医务人员。货舱可根据不同任务进行改装，如加装医疗设备、手术床等可组建为临时空中医院。

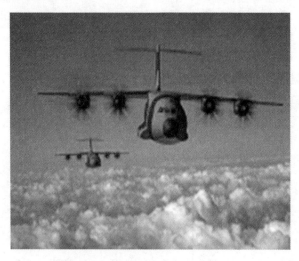

图 4-17　空客 A-400M 卫生飞机

（五）C-160"协同"（Transall）卫生飞机

C-160"协同"（Transall）卫生飞机（图 4-18，图 4-19）主要执行伤病员的中途伤病员紧急后送任务，一次能够运输 3 名重症监护伤病员和 8 名卧位伤病员，随机搭载有 2 名军医和 8 名卫生兵。最大起飞重量 49 150kg，最大有效载荷 16 000kg，最高飞行速度 455km/h，飞行高度 8230m，两翼张开宽度 40m，长 32.40m，高 12.36m，采用 2 台带有 4 个平板钢质螺旋桨的 Rolls-Royce Tyne RTy20MK22 型发动机，发动机功率 4549kW，螺旋桨直径 5.49m，发动机燃油储备量 13 100L，最大续航里程 1850km。机上装备有 3 套最新研制的伤病员后送单元。

C-160"协同"（Transall）卫生飞机装备有 2 套最新研制的重症伤病员监护单元和 6 个伤病员监测单元，最多可空运后送 14 名卧位伤病员，其中包括 2 名重症监护伤病员和 12 名中度伤病员，其中 6 名为需要持续病情监测的伤病员，6 名为不需要持续病情监测的伤病员。此外，该机还可运送多名坐位伤病员。

C-160"协同"（Transall）卫生飞机配备的重症监护单元采用军用担架与多种急救装备组合的方式，上层担架躺卧伤病员，下面是一个改装的担架，担架上固定有监护仪、血压计、输注器、心电图机、除颤器、血氧饱和度监测仪、自动人工呼吸及配电盘等。机上还装配有供氧系统和药品储备装置。

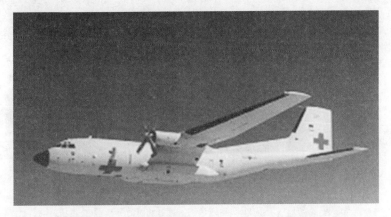

图 4-18　C-160 "协同"（Transall）卫生飞机

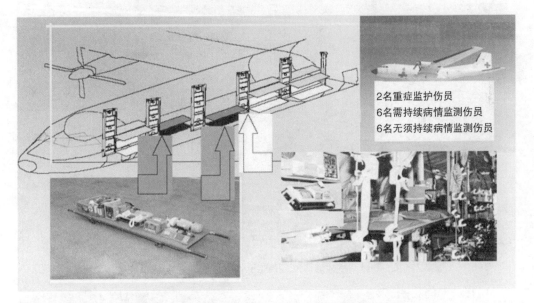

2名重症监护伤员
6名需持续病情监测伤员
6名无须持续病情监测伤员

图 4-19　C-160 "协同"（Transall）卫生飞机内部布局

（六）CL-601 "挑战者"（Challenger）卫生飞机

CL-601 "挑战者"（Challenger）卫生飞机（图 4-20～图 4-22）为庞巴迪宇航集团的加空宇航集团研制的双发喷气式飞机，具有机舱宽、航程远、速度快等特点。机上安装有通用电气公司的 CF34 发动机，增加了载油量并安装了翼尖小翼。主要执行伤病员的中短途伤病员紧急后送任务，装备有伤病员医疗后送单元及重症监护单元，可运送 1 名重症监护伤病员，随机搭载有 1 名军医和 1 名卫生兵。

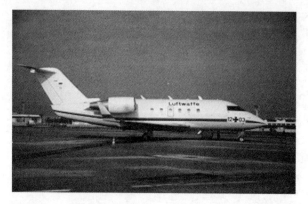

图 4-20 CL-601 "挑战者"（Challenger）卫生飞机

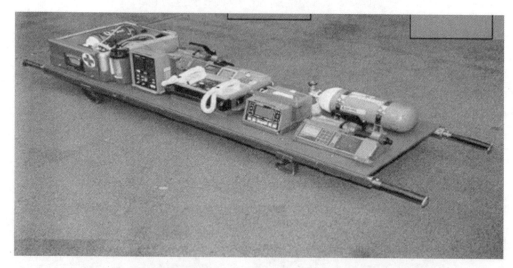

图 4-21 CL-601 "挑战者"（Challenger）卫生飞机内的重症监护单元

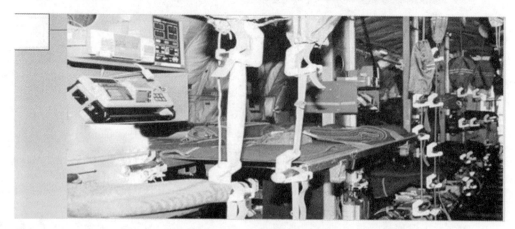

图 4-22 CL-601 "挑战者"（Challenger）卫生飞机内部布局

三、法国

（一）C-130"大力神"卫生飞机

该卫生飞机主要执行战术空运医疗后送任务，活动半径 3200km，最高时速 450km/h，起飞跑道 900m。分为大型 C-130 H30 卫生飞机和小型 C-130 H 卫生飞机。C-130 H30 卫生飞机内可放置 36 副担架和 33 个座位，C-130 H 卫生飞机内可放置 30 副担架和 15 个座位。机上没有装备 220V 供电设备。随机搭载 12 名军方医护人员（图 4-23）。

（二）C-160 "协同"卫生飞机

该卫生飞机主要执行战术空运医疗后送任务，活动半径 5000km，最高时速 450km/h，起飞跑道 1000m。机内可放置 30 副担架和 41 个座位。机上设有装备 220V 供电设备。随机搭载 12 名军方医护人员（图 4-24，图 4-25）。

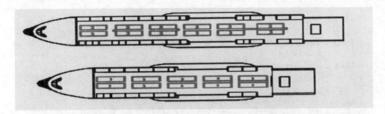

图 4-23　C-130"大力神"卫生飞机内部布局

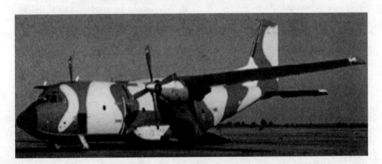

图 4-24　C-160 "协同" 卫生飞机

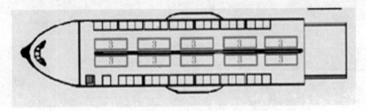

图 4-25　C-160 "协同" 卫生飞机内部布局

（三）CASA CN235 卫生飞机

该卫生飞机主要执行战术空运医疗后送任务，活动半径 7000km，最高时速 550km/h，起飞跑道 1000m。机内可放置 8 副担架和 8 个座位。机上装备有 220V 供电设备。随机搭载 8 名军方医护人员（图 4-26，图 4-27）。

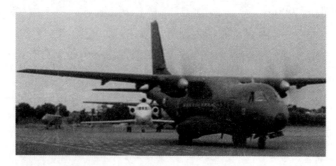

图 4-26　CASA CN235 卫生飞机

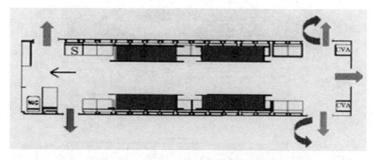

图 4-27　CASA CN235 卫生飞机内部布局

（四）"猎鹰"（Falcon）50 卫生飞机

该卫生飞机主要执行战略空运医疗后送任务，活动半径 5500km，最高时速 800km/h，起飞跑道 1200m。机内可放置 1 套重症伤病员后送单元和 8 个座位。机上装备有 220V 供电设备。随机搭载 3 名军方医护人员（图 4-28～图 4-30）。

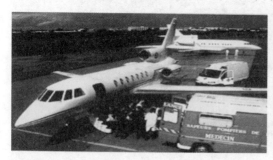

图 4-28　"猎鹰"（Falcon）50 卫生飞机

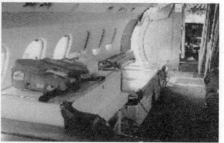

图 4-29　"猎鹰"(Falcon)50 卫生飞机内部布局（一）

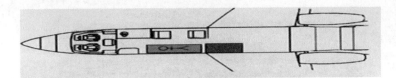

图 4-30 "猎鹰"（Falcon）50 卫生飞机内部布局（二）

（五）"猎鹰"（Falcon）900 卫生飞机

该卫生飞机主要执行战略空运医疗后送任务，活动半径 6500km，最高时速 900km/h，起飞跑道 1200m。机内可放置 1 套重症伤病员后送单元和 9 个座位或 2 套重症伤病员后送单元和 6 个座位。机上装备有 220V 供电设备。随机搭载 3 名军方医护人员。目前，法国军方共装备有 2 架 Falcon 900 卫生飞机（图 4-31）。

（六）空客 A-310 卫生飞机

该卫生飞机主要执行战略空运医疗后送任务，活动半径 8000km，最高时速 900km/h，起飞跑道 3000m。机内可放置 9 张或 18 张病床，其中包括 2 个重症伤病员后送单元。机上装备有 220V 供电设备。随机搭载 10 名军方医护人员（图 4-32～图 4-34）。

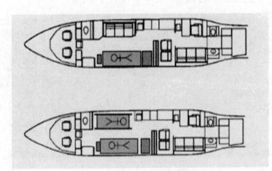

图 4-31 "猎鹰"（Falcon）900 卫生飞机内部布局

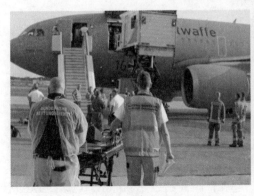

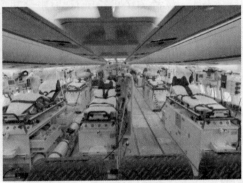

图 4-32 空客 A-310 卫生飞机内部布局　　图 4-33 空客 A-310 卫生飞机

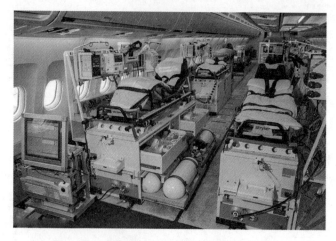

图 4-34　空客 A-310 卫生飞机重症监护单元

（七）空客 A-340 卫生飞机

该卫生飞机主要执行战略空运医疗后送任务，活动半径 14 800km，最高时速 900km/h，起飞跑道 3000m。机内可放置 5 副担架。机上设有装备 220V 供电设备。随机搭载 10 名军方医护人员（图 4-35，图 4-36）。

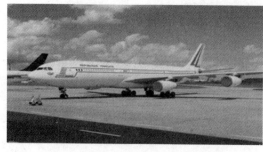

图 4-35　空客 A-340 卫生飞机

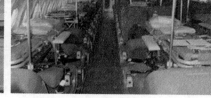

图 4-36　空客 A-340 卫生飞机内部布局

（八）波音 707-C135FR 卫生飞机

该卫生飞机主要执行战略空运医疗后送任务，活动半径 7000km，最高时速 930km/h，起飞跑道 3000m。机内可放置 40 副担架和 27 个座位。机上没有装备 220V 供电设备。随机搭载 10 名军方医护人员（图 4-37）。

该机可搭载模块化伤病员远程后送救治系统（MORPHEE）。该救治系统是奥地利空中救护技术有限公司与法国 JCB 公司联合研发的一种模块化伤病员战略空运医疗后送装备，主要由 11 种医疗设备组成，每台设备均可独立安装，适用于需要急救治疗的伤病员，8 小时内即可安装在 1 架波音 707-C135FR 卫生飞机上。根据伤病员的情况，可一次运送 6～12 名伤病员，飞行距离超过 7000km，作战半径达到了所有法国军方参与行动的地区。该系统于 2006 年 7 月进入实际使用阶段，被归入法国军方卫生战备装备，与"猎鹰"（Falcon）卫生飞机互为补充。整套系统主要包括重伤员后送模块（重伤员护理模块，ICM）、轻伤员后送模块（轻伤员护理模块，LCM）和 1 个附属模块。

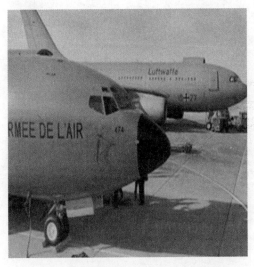

图 4-37　波音 707-C135FR 卫生飞机

四、俄罗斯

俄罗斯军方卫生运输飞机部队配备有苏联安东诺夫设计局设计的安-2 型卫生飞机。该机为一种单缸双翼飞机，其巡航速度为 180km/h，实际升限 5000m，最大航程 1200km，最大载重 1500kg。机上配备有 1 名医务人员。一次可后送 6 名卧位伤病员或 10 名坐位伤病员，或 3 名卧位伤病员和 15 名坐位伤病员。起降面积应不小于 560m×100m。由 3 名卫生兵负责伤病员上下飞机。

五、日本

日本典型卫生飞机为改装型。如配置航空机动卫生医疗单元的卫生飞机主要配备航空机动卫生队，可安装在 C-130H 运输机上，每架飞机上可安装 2 组该单元，每组配置 1 个后送医疗组，每个后送医疗组由 1 名医生、1 名急救医助、1 名护士和 1 名管理人员共 4 人组成。每个单元可同时后送 3 名重症伤病员，可对重症伤病员进行简单处置，可阻断电磁波和噪声，并带有通风装置。该单元内配备有监护设备、除颤器、输液泵、超声诊断仪等仪器设备。外形尺寸 5.1m×2.4m×2.45m，重量 2270kg（不含医疗设备）（图 4-38）。

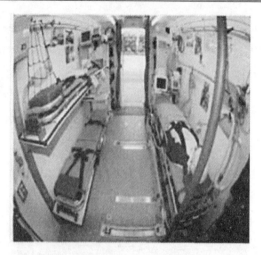

图 4-38   航空机动卫生医疗单元

六、其他国家和地区

（一）奥地利

1. C-130 卫生飞机   奥地利主要配备 C-130 卫生飞机，为通用型空运医疗后送飞机，广泛承担军事行动、抢险救治、国际维和、人道主义援助等各类救援任务。机上有配备完善的方舱式机载医疗救治装备，技术先进、功能配套，具备国际先进水平。内部医疗装备采用模块化组合，安装方便快捷。突出空中重症监护救治，配备有除颤器、监护仪、呼吸机、血气分析仪、支气管镜、手持超声仪和自动注射器等先进医疗装备。所有机载医疗装备都经过高空适应性试验，能够满足高空低气压、振动、噪声等飞行特殊环境使用要求。

2. Dornier 328 卫生飞机   由德国 Dornier 公司研发的直线飞机，采用涡浆及涡扇引擎，1991 年首航，1992 年取得适航证，是目前唯一一款同时拥有涡浆和涡扇发动机型号的飞机。20 世纪初期，奥地利"卫生飞机技术有限公司"曾将该机改装为卫生飞机，运用"快速加改装设计"理念，模块化机载卫生装备可在 1 小时内改装完毕，不改变原有机型任何结构，并可快速恢复原有状态（图 4-39）。

（二）澳大利亚

澳大利亚皇家飞行医生协会主要装备有 Beechcraft Super King air 和 Pilatus PC-12 卫生飞机（图 4-40），可搭乘 2 副担架、2~3 名医护人员，携带齐全的急救复苏药品及设备，包括心电监护仪、呼吸机、压力输液装置、药物和氧气储备，必要时可携带新生儿抚育器等特殊设备。Beechcraft Super King air 卫生飞机最大巡航速度 523km/h，最大升限 10 670m，最大巡航里程 3756 km。Pilatus PC-12 卫生飞机最大巡航速度 500km/h，最大升限 9150m，最大巡航里程 4190km，最大载荷可达 1.5t。
宽大的后舱门方便担架上下，极大地减少了患者的不适。

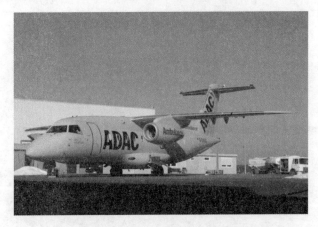

图 4-39　Dornier 328 卫生飞机

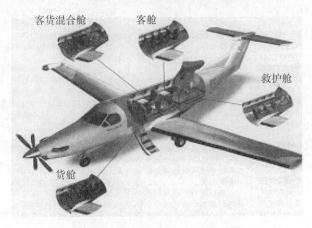

图 4-40　Pilatus PC-12 卫生飞机

第五章 ————————————————————————————

空中医院

第一节　空中医院的概念与分类

空中医院是高层次的卫生飞机，是以飞机为运载体，在机舱内展开的固定医疗机构。空中医院的特点是：飞机经过专门改装，机上医疗设备完善，性能先进，医疗设备通常与飞机一体，也可分离，具有专科诊察和处置功能。

一、空中医院的分类

目前空中医院主要有两种类型，一种是"专用空中医院"型，医疗专科化程度高，如沙特阿拉伯、美国等生产；另一种是"类空中医院"型，医疗专科化程度稍低，但功能远超过伤病员运输机，如英国、德国、以色列、俄罗斯等生产。

二、发展概况

沙特阿拉伯是发展和使用空中医院最早的国家。早在 1980 年，世界上第一所空中医院在沙特阿拉伯诞生。空中医院组建的第一年就显示出非凡的功效，由 6 人组成的空中医院就救治了 63 名患者，这些患者包括心脏病和各种突发急病患者。所救治的患者中，最小的是出生 2 小时的婴儿，最大的是年逾百岁的老人。沙特阿拉伯的空中医院拥有世界上最先进的医疗设备，最优秀的医生、护士和飞行员，能在呼救信号显示后的几分钟内到达出事地点，找到患者，并快速进行诊断和治疗。沙特阿拉伯的空中医院由 C-130 "大力神"运输机改装，机上设有观察室、诊疗室和手术室，配有验血装置、X 线透视室，拥有 40～55 张为危重患者准备的床位。空中医院机上配有治疗和通信设施，对一些疑难杂症可在飞行中通过电台把患者的信息及时通知给地面接收医院。到目前为止，沙特阿拉伯已改装了 8 所 C-130 空中医院，近来又有一种新机型加入空中医院的行列，即 DC 救援机，这是由大型 DC-8 系列国际远程型客机改装的空中医院。DC 救援机除有治疗所需的医疗设备外，其最大的优点在于能够进行长距离的飞行。DC 救援机能连续飞行 20 小时，能将在沙特阿拉伯任何一个地方的患者空运到世界上任何一所医院。

美国的空运医疗后送系统分为战区系统、战略系统和美本土系统。空中医院主要用于战略系统，也可用于战区系统。美军是最早把空中医院用于军队伤员救护的国家之一。20 世纪 80 年代初当第一架空中医院诞生后不久，美国空军随即就改装了可用于进行远距离空中医疗支援的空中医院。美军用 C-130 飞机改装成空中医院，主要用于应急救护美军海外战区的伤病员。美军还利用 C-5"银河"大型运输机改装了另一所空中医院。美国 Air Methods 公司的空中医院由 L-1011 飞机改装，设上、下两层，上层设有分诊区、护士工作站、术前准备和术后恢复区、手术区（同时展开两台手术）、消毒灭菌区、储藏室等，下层设有药房、电源、供水系统、供养系统等。

法国的空中医院分别由装载全套手术舱和护理舱的两架 C-130"大力神"运输机组成。机上配有发电、水、氧气和空调设备。手术舱由 3 个隔间（室）组成，包括消毒室、麻醉与手术准备室、手术室。舱内配有供紧急外科手术所需的全部医疗器械和设备。护理舱分为护理准备室和护理室。护理准备室内配有医务人员监护患者所需的各种医疗设备。护理室展开有 5 张病床，每张病床都配有氧气瓶、血压计、床头监护器、抽吸器、增湿器和通风装置，配有救护平车、心脏除颤器等设备。

俄罗斯的空中医院由伊尔-76 货机改装而成，机上设备为一套活动式手术单元，可以在飞行中对伤员进行手术治疗。空中医院还配有空投救护所，空投救护所投到地面后，可以 30 分钟内展开。展开后的救护所呈"十"字形，由 4 个部分组成，具有供热、灯光设施和一个手术室，占地320m^2，可同时治疗 18 名伤员。

空中医院具有广阔的发展和应用前景，在紧急医学救援中占有十分重要的地位，标志着伤患救护已经由平面阶段进入立体化阶段，打破了传统的伤患后送和在地面固定医院接受专科治疗的模式，开辟了空中优良救护和后送一体化的崭新阶段。其发展趋势为：①机上医疗设备配备越来越先进，现代化程度越来越高，远程医疗设备将装备空中医院并投入使用；②大型空中医院机上布局逐步优化，科室设置逐步合理，医疗、辅助诊疗和生活保障功能单元配套，加强护理单元如危重患者加强护理单元、传染病隔离单元等逐步设立，整体救护效果进一步加强；③机上伤员居住环境和条件将进一步改善，伤员居住的生活条件将更加舒适；④机上照明、温度、饮食、给水等卫生学问题进一步标准化，机舱有害毒物危害逐步减少；⑤以直升机为载机的空中医院，装备大量高新技术装备，包括计算机、导航、预警、精确定位、自动测距、分子筛制氧、密封机舱、空调，具有全天候（时）空中救护伤病员的能力。

第二节　典型空中医院

一、美国

（一）C-5"银河"空中医院

由 C-5"银河"大型运输机改装的空中医院功能较完整，有 50 张床位，分为上、下两层，设有手术室、急救室、消毒室、血库、化验室、X 线室、外科室、治疗室和病房等，机上编有医生、护士、牙科医师、放射技师、勤务保障人员 128 名，可满足重症病员加强监护需要，能为 3000～5000 人提供医疗服务，可接收一个空军中队的伤病员，并进行初级医疗和护理。具有高度的战略机动性，极其灵活方便，展开工作快，便于应付紧急情况，到达指定地点后 8～10 小时便可全面展开工作。

（二）C-130 空中医院

美国军方的 C-130 空中医院，机舱分为 4 个区间，从机尾到机头分别为接检舱（诊断室、化验室、供应室）、医疗舱（手术室、储藏室）、护理舱（术后观察恢复室），可同时展开 5 张手术台并配有卧位伤病员升降梯、担架车、X 线机、诊断台、显微镜、离心机、2 个血液冷藏箱、高压消毒设备等主要医疗设备。

（三）L-1011 TriStar 空中医院

美国 Air Methods 公司研制的 L-1011 TriStar 空中医院（图 5-1，图 5-2），分上、下两层，上层设有一大一小两个手术间。其中大手术间配有 3 张手术床，2 张用于口腔、眼科、耳鼻喉科手术的倾斜椅。上层设有检查区、清创区，可供 12 名患者使用的术前术后处置区，外科手术器械处置间，两个洗涤槽，1 个可供 67 名医务人员观察手术进程的训练中心。下层包括配药区、试验检查区、患者出入登记区、厨房和食品存储区等。机上的医疗设备还包括荧光镜、数字 X 线机、拥有录像和记录功能的外科显微镜、手术床、麻醉机、高压灭菌箱、加温箱、便携式患者监护仪、成人和儿童的救治推车及其他实验室设备。储物舱可以存放数百磅的外科辅助材料及设备。机上能够自行发电供手术用。此外，机上还配备有净水装置和产氧装置及真空系统。

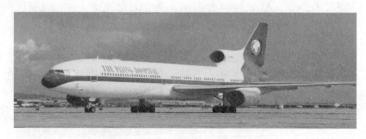

图 5-1　L-1011 TriStar 空中医院

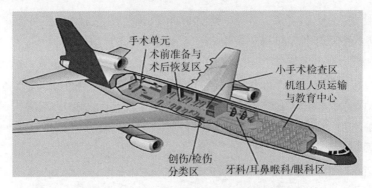

图 5-2　L-1011 TriStar 空中医院内部布局

二、英国

英国的 C-17 空中医院（图 5-3）设有手术室、麻醉间、小型血库，并配有相应的手术设备，可在机上完成外科手术。配备先进的监护设备可对伤病员进行后送途中重症监护。货物托盘可存放多名伤病员和医务人员使用的物资。上下机装置可使沉重的担架快速顺利地上、下飞机。C-17 空中医院可以在 36 小时之内在全球范围执行任务。

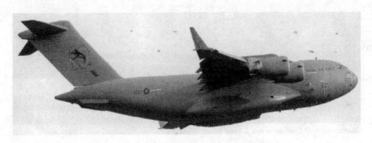

图 5-3　C-17 空中医院外观

三、瑞典

瑞典的空中医院由波音 737-800 型飞机改装成功，可以治疗和转运 6 名需要监护的重症伤病员，6 名需要在担架上治疗的伤病员，20 名不需要卧床治疗的伤病员。飞机上配有 9 名医生、11 名护士、1 名医疗技师、1 名指挥员和 1 名调度员。瑞典的空中医院可覆盖该国或周边 3000km 的范围，当意外事故发生时，能迅速提供与地面医院同等条件的治疗，包括各类外伤、烧伤。

四、奥比斯 DC-8 飞行眼科医院

国际奥比斯组织以 DC 系列飞机为眼科治疗平台，改装了飞行眼科医院。第一

架飞行眼科医院由美国麦道公司 20 世纪 50 年代末生产的 DC-8-21 型大型喷气式客机改装而成。现代的飞行眼科医院设在一架设备先进的 DC-10 宽体飞机上，机上布局划分为诊疗区、患者恢复区和电教区，设有手术室、患者恢复室、电教演播室、18 个座位的教室和 1 个资料室，配备精密的眼科医疗仪器和视听传输设备（图 5-4）。飞行眼科医院成立以来，已飞往 80 多个国家，培训了 25 000 多名各国眼科医护人员，免费为 1800 多名眼疾患者进行了角膜移植、眼球整形、白内障、青光眼、视网膜脱离和玻璃体出血的手术治疗。

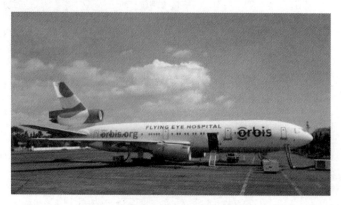

图 5-4　奥比斯 DC-8 飞行眼科医院

五、SOS 航空急救飞行医院

国际 SOS 救援中心航空急救飞行医院由一架 8 人座喷气式飞机改装而成，适合长途飞行救援，最大飞行距离可达 4500km。飞机上的医疗设备相当于一间内科急病病房。目前国际 SOS 救援中心拥有 5 架航空急救飞行医院，分别部署在日内瓦、新加坡、北京和非洲，24 小时待命。

第六章 ——————————————

机载救护装备

第一节　机载救护装备的概念与分类

机载救护装备是以直升机和固定翼飞机为主要载机平台的机上卫生装备及其配套的机载装备的总称，主要用于平时医学救援与院前急救中伤病员的运送与途中连续救治。

一、机载救护装备的分类

按机载救护装备的功用及载机平台的种类，根据模块化组合原则可分为基本生命支持单元、综合急救单元、伤病员运送单元、手术及配套单元、传染病隔离救治单元、伤患护理单元、药械供应单元、减噪降噪单元、安全系固单元、医技保障电单元、伤病员搜救单元、通信保障单元、微环境控制单元等内容。上述单元可根据具体情况再次组配，如德国将高级生命支持装备纳入伤病员运送单元内，统称伤员后送单元。

（一）基本生命支持单元

满足基本生命支持，具有包扎、止血、固定、通气、紧急处置等功能。适合所有卫生飞机、救护直升机和空中医院。可选择满足适航要求的货架产品或专门定制。

（二）综合急救单元

综合急救单元也称高级生命支持单元，具有呼吸、生命体征监测、输液、心电监护与除颤起搏等功能，是治送结合型卫生飞机、救护直升机和空中医院的必备装备。按结构型可将综合急救单元分为整体移动式生命支持系统、便携式生命支持系统、附加集成式生命支持系统、附加壁挂式生命支持系统、固定式生命支持系统等多个类型，各具优势。如整体移动式生命支持系统适合大中型直升机和所有固定翼飞机的快速加改装；便携式生命支持系统体积更小，适合中小型直升机和部分窄体固定翼飞机的快速加改装；便携壁挂式生命支持系统可挂在单元的侧壁或舱内机壁上，便于取拿，适合中小型直升机和部分窄体固定翼飞机的快速加改装；固定式生命支持系统体积较大、质量较重，适合专用卫生飞机及空中医院。典型结构形式见图 6-1～图 6-5。

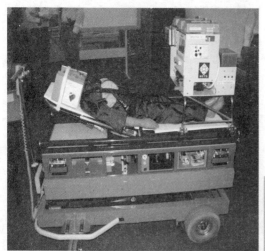
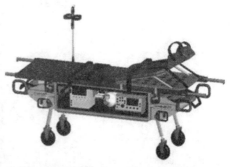
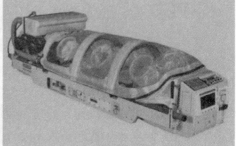
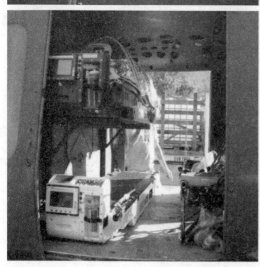
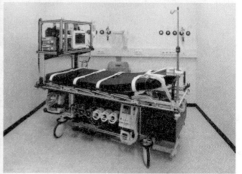

图 6-1　整体移动式生命支持系统

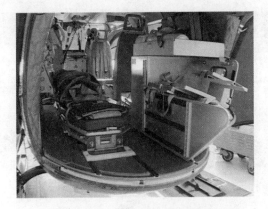

图 6-2　附加壁挂式生命支持系统

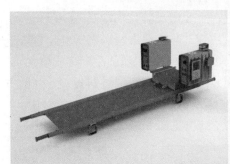 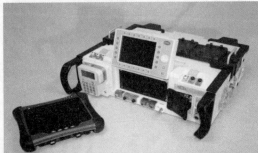

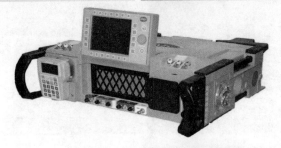

图 6-3　便携式生命支持系统

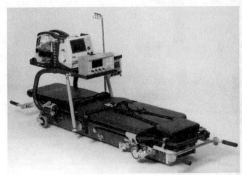 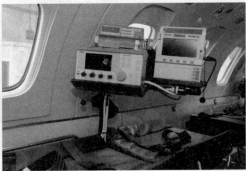

图 6-4　附加集成式生命支持系统

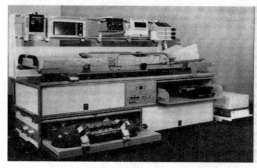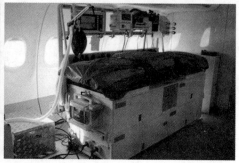

图 6-5　固定式生命支持系统

（三）伤病员运送单元

伤病员运送单元也称伤病员运送附加装置，主要用于卧位伤病员、坐位伤病员和坐卧混合伤病员的运送。不改动飞机结构，快速改装，可安全、高效地运送卧位担架伤员，在不改动飞机机舱原有结构的前提下，有效利用机舱的空间多安置伤员。一般由担架附加装置、担架及其配套安全系固装置组成，也有通过斜拉钢丝绳的方式系固的。一般分 2～4 层，置于直升机和固定翼飞机的两侧，有的置于机舱中间。要根据相关标准要求和具体机型专门定制。典型结构见图 6-6。

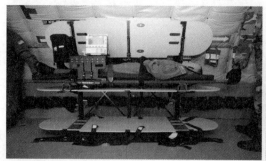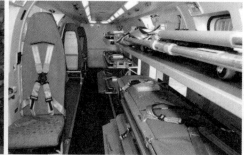

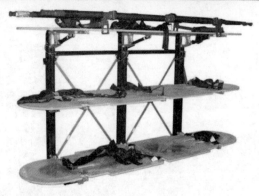

图 6-6　伤病员运送单元典型结构

（四）手术及配套单元

含手术处置及配套的麻醉、呼吸、监护、吸引、术前准备等所需的装备器材，主要适合专用卫生飞机及空中医院。所选机型进行一体化设计，部分装备选择通过适航要求的货架产品。

（五）传染病隔离救治单元

主要用于传染病伤病员的隔离运送与途中连续救治，含负压空中隔离舱、高效空气净化装备、连续生命支持装备及配套装备器材，适合中长途卫生飞机或专用卫生飞机。空中隔离舱的基本结构与工作原理为：通过快速搭建的支架，连接隔离篷布，形成相对密闭的空间，通过高效排风过滤装置与机舱产生相对压差，负压差大于 20Pa，新鲜空气从机舱经过初滤，进入空中隔离舱内，患者呼出的气体需经过高效过滤器过滤后，才能排到机舱内。实现全程负压防护、无缝对接，保证转运安全，防止传染病伤患者在转运过程中感染医护人员或污染周围环境。需要专门设计，满足适航及传染病隔离防控的相关标准。典型结构如图6-7。

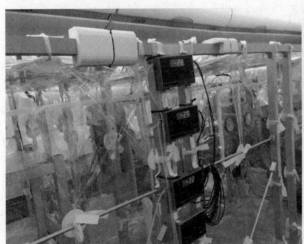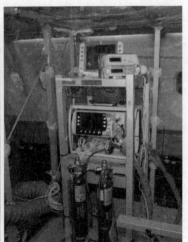

图6-7 负压空中隔离舱典型结构

（六）伤患护理单元

主要用于伤病员运送途中的伤患护理工作，类似固定医院的护士站。适合卫生飞机、大型救护直升机和空中医院。

（七）药械供应单元

主要用于机载伤患者的药品和器材供应，应根据机载伤患者轻、中、重的比例和输血率、输液率、急救率及伤情、伤类等，合理计算药品的器材品种和数量，科学合理地利用机内有限空间。采用固定或可移动的方式，定制药品器材柜，适合所有空中医学救援平台。

（八）减噪降噪单元

主要用于直升机内部的噪声减少或隔离，以降低直升机噪声对患者病情及处置带来的影响，如机舱内壁增加隔离层、选用抗噪声听诊器等，最好将噪声控制在85dB以下。减噪降噪是专用救护直升机的必备，临时加改装救护直升机可根据具体情况，采取相关措施。

（九）安全系固单元

主要用于机载单元的安全系固，如采用机舱侧壁和机舱地板固定、利用机上原有卡接装置加上附加绑带方式等，可灵活运用，适合所有空中医学救援平台。

（十）医技保障电单元

主要用于机上开展供氧、供电、液体供应、消毒灭菌、影像诊断等所需的专业化卫生装备。一般救护直升机上应配备航空氧气瓶、逆变电源等必备装备。空中医院和专用卫生飞机还应有液体供应、消毒灭菌、影像诊断、检验等装备。

（十一）伤病员搜救单元

主要用于伤病员的搜救，一般以直升机为载体，通过两种方式实现，一种是救护直升机本身具有搜救功能，另一种是专门的搜救型直升机。

（十二）通信保障单元

主要用于机舱内的通信联络、远程医疗、医患通话等。如为了减少直升机噪声影响，可配备骨导通话系统，便于医护人员的问诊和医患沟通。

（十三）微环境控制单元

主要控制机舱内的微环境，如空气质量、冷暖、照明等。

二、机载救护装备发展

机载救护装备是随着空中医学救援需求的不断增强、空中救援平台体系的完善、技术的进步及卫生装备性能的提高而不断发展的。

空中救护在发展之初，限于当时的机型和机载装备的品种、性能，机载救护装备比较简单，仅配备一些比较常用的急救器材和药品。如20世纪50年代，美国的Bell-47型直升机上仅配备篮式担架，伤病员躺在篮式担架内，担架固定在起落装置顶部。由于技术限制等原因，尚不能实施伤病员的途中救护。20世纪60年代，随着各种自然灾害和事故灾难的频发，急救医学、灾害医学等院前急救工作受到高度重视，院前现场急救成为很多国家挽救重症患者的重要救治理念，并逐步形成了独特的急救医学和灾害医学理论体系，自 20 世纪 70 年代法国提出"途中救治"的概念，患者抢救后的快速转运及转运途中的连续救治成为这一理论体系的又一重要思想，其核心内涵就是在受伤和患病后的黄金 1 时间维持其基本生命体征，在运送途中能进行连续救护，为后续救护赢得时间，为此，各种生命支持保障装备相继得到发展。进入 21 世纪以后，各国对现场和途中救治装备空前重视，并充分利用现代医学技术、新材料技术、生物工程技术、信息技术等的最新研究成果，陆续形成不同类型的一体化多功能生命支持系统，并在灾害医学救援、反恐救护及院前急救等实际保障工作中发挥了重要作用。生命支持系统的研发和应用，大大提升了救护直升机和卫生飞机的加改装能力，使机载救护装备性能大幅度跃升。

机载救护装备将呈现以下发展势头：①加强了机载装备的种类，舱内设有现代导航、雷达、定位和测高计等装置；配备了机上使用的抽屉式担架和充气担架，装备了氧气面罩、床头灯、个人污物袋、呼叫铃、警灯、给氧和吸引器等装备。②机载救护装备向制式化、标准化方向发展。20 世纪 70 年代，很多国家研制了制式化的机载医疗箱，确定了整套医疗卫生装备标准、机载担架的规格，大大方便了伤病员的上、下机。20 世纪末至今，很多国家开始采用模块化理念，利于快速加改装，改装时间基本控制在 1～2 小时，并陆续制订机载卫生装备相关标准，助力推动空中医学救援平台的快速发展。③伤病员运送单元向轻便化方向发展，即选用先进的材料，减轻支架系统的重量，重新设计支架系统的结构，使之更便于安装和拆卸。④机载救护装备向信息化、智能化方向发展。进入 21 世纪后，随着技术的进步和需求的增长，机载装备进一步提升技术含量，拥有了远程医疗、信息系统、智能控制、负压隔离控制等功能。

第二节 典型机载救护装备

一、The MOVES™ ICU 系统

The MOVES™ ICU 系统（以下简称系统）由澳大利亚坦普尔医疗保健有限公司（Temple Healthcare Pty Ltd）、加拿大桑希尔研究公司（Thornhill Research Inc）先后研发，是便携式生命支持系统，用于伤病员现场急救和转运途中连续救治。

该系统是世界上第一个利用集成内置微型制氧机代替高压氧气瓶的便携式生命支持系统。在不需要氧气瓶的条件下，可以为机械通气患者提供 85%氧浓度的气体供应。系统设计主要用于直升机伤病员转运，批量伤病员事故现场或需要便携式 ICU 支持的地方。

系统可以为担架伤病员从战、现场一直到救治链的最后提供不间断的生命支持，解决了伤病员担架换乘，监护仪、呼吸机等专用急救设备携带不方便、使用不安全等问题。

系统包括多参数监护模块、呼吸机、吸引器、微型制氧机，还支持安装多达 3 个输液泵、除颤等。与美军研制的创伤生命支持与转运系统（life support for trauma and transport，LSTAT）相比，尺寸要小 50%、重量要轻 60%。图 6-8 所示的是系统的储存包装状态。

系统通过了阿拉巴马州鲁克堡美国航空适航实验室（USAARL）适航测试。包括温度、海拔高度、冲击、振动、电磁兼容、沙尘、淋雨极端条件下的操作测试。系统搭载在各种车辆、转运伤病员担架及移动或固定翼飞机进行了适航测试（图 6-9），通过了美国 FDA 批准与 CE 认证、加拿大卫生部和 TGA 批准。

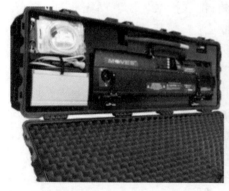

图 6-8　系统的储存包装状态　　图 6-9　系统模拟直升机搭载安装使用状态

（一）系统技术性能

1. 物理性能参数

主机重量：18.7kg（不包括电池、配件、电源线及适配器）。

电池重量：1.89 kg。

外形尺寸：长 1052mm/1010mm（不包括过滤器尺寸）。

　　　　　宽 165mm/140mm（不包括过托架尺寸）。

　　　　　高 244mm/230mm（不包括过托架尺寸）。

外壳材料：铝。

噪声：<70dB。

遵循标准：IEC 60601-1-1、IEC 60601-1-2、IEC 60601-1-8、IEC 60601-2-27、IEC 60601-2-34、IEC 60601-2-49、ISO 9919、ISO 21647、ISO 23328-1、ISO 23328-2、ANSI/AAMI SP10、ANSI/AAMI EC13、ASTM E1112-00、BS EN 794-3、MIL-STD-810F。

产品归类：II 类，CF 有源医疗电气设备。

2. 环境适应性

工作温度：−26～50℃（−15～122℉）。

储存温度：-26～50℃（-15～122℉）。

相对湿度：15%～95%（无冷凝）。

海拔高度：　3048m（10 000 英尺）。

淋雨：MIL-STD-810F 方法 506.4 吹雨。

沙尘：MIL-STD-810F 方法 510.4 程序 II。

（二）呼吸机技术参数

潮气量：100～750ml。

呼吸频率：6～40 次/分。

吸呼比：1∶1～1∶3。

吸气时间：0.3～3 秒。

吸气流速：60LPM。

呼气末正压（PEEP）：0～20cmH_2O。

气道安全溢流压力：70cmH_2O。

压力控制（PC）：15～55cmH_2O［吸气峰值压（PIP）－呼气末正压（PEEP）］。

压力支持通气控制范围：0～40cmH_2O。

触发灵敏度：10LPM（流量）或 3cmH_2O（压力：低于 PEEP）。

外部氧气供应：最大 15LPM，最小 2psi。

呼吸模式：压力控制-间隙指令通气模式（PC-IMV 默认设置）。

　　　　　容量控制-间隙指令通气模式（VC-IMV）。

　　　　　压力控制-辅助/控制通气模式（PC-A/C）。

压力控制-同步间隙指令通气模式（PC-SIMV）。

压力支持通气模式（PS）。

压力控制-同步间隙指令+压力支持通气模式（PC-SIMV+PS）。

容量控制-同步间隙指令通气模式（VC-SIMV）。

容量控制-同步间隙指令+压力支持通气模式（VC-SIMV+PS）。

（三）监护指标

氧浓度，呼气末二氧化碳浓度，有创动脉血压（ABP）、中心静脉压（CVP）、颅内压（ICP），无创血压，血氧饱和度，12 导联心电图，2 路温度传感器。

心率测量：30～245 BPM。

精度：1%（在平稳运行状态），±5 BPM（在连续振动运行状态）。

（四）吸引器技术参数

负压：-100～-325mmHg。

流量：60LPM。

储液罐容量：800ml。

吸痰管耐温：49℃。

（五）电气特性

外部电源：100~240V，50/60 Hz，最大电流 5.5A。

最大输出电流：28V，最大 14.3A。

电池类型： 25.9V 锂聚合物电池。

电池充电时间（每套 2 个电池）：2.5 小时（系统空闲时）。

电池供电时间（每套 2 个电池）：典型操作，4 小时的呼吸机和监护仪，微型制氧机运行 1/4 的时间（电池的运行时间依赖于制氧机和吸引器的运行）。

2015 年，加拿大桑希尔研究公司（Thornhill Research Inc）在第一代 MOVES™ 系统的基础上，已研制出第二代 MOVES® 系统（图 6-10）。

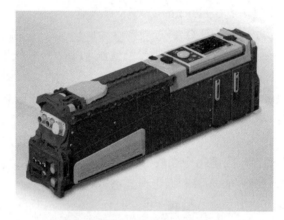

图 6-10　第二代 MOVES®系统

与第一代 MOVES™ 系统相比，第二代 MOVES® 系统主要从外观、尺寸、重量、环境适应性、海拔适应性等方面进行了完善和提升，并且在信息化方面增加了远程智能控制、信息显示与存储模块。第二代 MOVES® 系统改进的具体技术参数如下。

重量：16.8kg（不包括电池、配件、电源线及适配器）。

电池重量：1.5kg。

外形尺寸：长 892mm/840mm（不包括过滤器尺寸）。

　　　　　宽 165mm/140mm（不包括过托架尺寸）。

　　　　　高 254mm/230mm（不包括过托架尺寸）。

工作温度：−26～55℃。

储存温度：−40～70℃。

海拔高度： 5486m。

二、机载医疗救护单元

奥地利军方于 20 世纪 80 年代研制的新型救护直升机加装了直升机医疗救护单元，由担架、运输架及医疗复苏单元等组成，医疗复苏单元配有呼吸机、生命体征监测器、心脏起搏器、吸引器、气体输送接口及蓄电池和充电装置。澳大利亚的救护直升机也在机舱内加装了医疗模块，该模块是澳大利亚飞行测试服务公司生产的一种救护单元，可装于直升机及固定翼飞机上，适用于不同重症伤病员。

三、伤病员后送单元（PTE）

德国为提高伤病员空运后送器材的通用化程度，于 20 世纪 90 年代开发了一种可通用于固定翼飞机与直升机的伤病员后送装置，用于有重症监护条件的短、中、长途伤病员空运后送，分为 A 型与 B 型。A 型单元是用于 A-310、Challenger 和 Transall 飞机，B 型单元用于 CH-53 及 NH-90 直升机，能为需要长时间呼吸监护的重症伤病员提供长达 10 小时的不间断救治与监护。外形尺寸为：长 2083mm，宽 680mm，高 775mm，重 300kg。

单元采用模块化结构，由担架、监护、急救处置模块三大模块组成，各模块之间通过快速搭钩连接在一起，可在 30 分钟内完成安装或拆卸。所配备的卫生装备均借助于附加装置，通过快速搭钩固定在双轨道上，可保证高度的灵活性。即使在飞行过程中，设备也可在数秒内更换完毕。单元旁可安装多种标准担架，担架标准符合北约担架标准。按照医疗设备运行的需求，单元的电源供应装置能够将飞机产生的 110V/400Hz 电流转换为 220V/50Hz 的家用交流电及不同电压的直流电。担架与双轨道之间的区域安装有插座盒。担架下方的抽屉内存放有药品及医用耗材，配有 2 个医用氧气瓶及 2 个用于呼吸机驱动的 3.15L 医用压缩气体的气瓶。

伤病员运送单元的基本型卫生装备有：EVITA4 型重症监护呼吸机、OXILOG 2000 型便携式人工呼吸机、Propaq 206 EL 型多功能监护仪、Combimat CS 03 型三针管自动注射泵、IP 2000 V 型加压输注器、i-STAT 血气分析仪、SONOSITE 108 型便携式 B 超、STORZ 型支气管镜、Barkey 型输液加温与伤病员加温装置及急救支架等。

（一）EVITA4 型重症监护呼吸机

EVITA4 型重症监护呼吸机主要用于新生儿、儿童和成人进行有创、无创重症治疗，机体固定于一个带抽屉的活动支架上，并带有全部附件，如活节杆、呼吸气体加湿器、传感器、连接软管、雾化器、折叠软管等。具有 IPPV、SIMV、BIPAP、CPAP、MMV、APRV、ILV 等 13 种通气模式和自动变流（auto flow）、自动气管插管补偿（ATC）、雾化、遥控等功能。监测数据完善，监视器可通过实时曲线及文字显示呼吸情况。整个装置外形尺寸为：长 530mm，宽 450mm，高 290 cm，重

27kg（图 6-11）。

（二）OXILOG 2000 型便携式人工呼吸机

该装置是一种由微处理器控制的小型人工呼吸机，可固定于担架、救护车或直升机上，在后送中进行人工呼吸，也可用于人工呼吸患者在医院内或医院间的转移。外形尺寸为 215mm×120mm×205mm，重量约 4.3kg，操作温度-18～50℃。具有 IPPV、SIPPV、SIMV、CPAP 四种通气模式。频率 5～40 次/分，潮气量 0.1～1.5L。进行 TI：TE 比值不同的间歇性正压氧充气呼吸，氧含量可调为 60 或 100 $Vol.\%O_2$；同步间歇辅助人工呼吸（SIMV）；正压支持下的自发呼吸（图 6-12）。

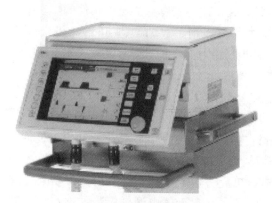 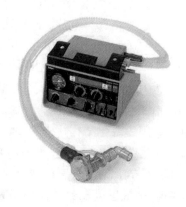

图 6-11　EVITA4 型重症监护呼吸机　　　图 6-12　OXILOG 2000 型便携式人工呼吸机

（三）PROPAQ 206 EL 型多功能伤病员监护仪

PROPAQ 206EL 型多功能伤病员监护仪为防水、通用型 3 通道全数字化监护仪，模块化设计便于升级，超大液晶显示屏，尺寸（含扩展模块，长×宽×高）为 19.22cm×20.97cm×24.53cm，重约 5.8kg，工作电压 115VAC/（60～400）Hz 或外接 12VDC，或采用内置电池组驱动，具有成人、儿童和新生儿三种模式。通过该装置，医师能对伤病员的体温、心电图周期性、血氧饱和度等生理参数进行持续监测，实施有效的救治。通过将 2 台 PROPAQ 206EL 型监护仪与 1 台 Zoll 除颤仪配合使用，最多能够对 3 名伤病员实施生命体征监测（图 6-13）。

（四）COMBIMAT CS 03 三针管自动注射泵

该装置是一种可准时、准量自动投予 3 种药物的注射泵，每种药物量不能大于 50ml，注射准确度为＜±2%。器械长 280 mm，宽 195mm，厚 150mm，重 4.8kg，平时置于卫生包装箱内，电力供应可用充电电池或电网电源。器械正面可显示已注射剂量，可作为注射过程中的监控及报警（图 6-14）。

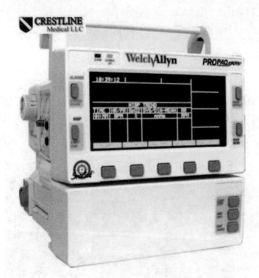

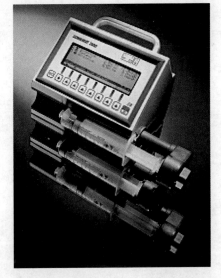

图 6-13　PROPAQ 206EL 型多功能监护仪　　图 6-14　COMBIMAT CS 03 三针管自动注射泵

（五）IP 2000 V 加压输注器

该装置是一种容量可控制的连续推进的输注泵，按滑板蠕动原理进行工作，容量精度为＜±5%，长 135mm，高 210mm，厚 125mm，重 3.5kg。器械在接电后即进行一次自检，装有空气识别系统及光声报警装置。机内充电电池可保证输注泵连续工作约 4 小时。可与任何市售输注器材配合使用。

（六）i-STAT 血气分析仪

i-STAT 电池驱动全血分析仪，采用一次性单样本取样器，可用于检测血气、电解质、血糖、尿酸及血细胞比容等多项生理指标，全血分析用血量为 65～95μl，可在 90～168s 得出分析结果，最多可存储和显示 50 名伤病员的分析结果，同时可通过红外传输设备将分析结果从分析仪传输到 1 台便携式打印机或中央数据站。

分析仪尺寸为 20.97cm（长）×6.41cm（宽）×5cm（高），重 0.52kg，配备有 9 种不同的取样器，每种一次性取样器均由校准系统、电极传感器和样本处理系统组成。配有液晶显示屏和软键盘，操作语言为英语，所采用的打印机为改进型电池驱动红外打印机（图 6-15）。

（七）SonoSite 180 plus 型便携式 B 超

德国军方卫生飞机上目前所采用的是 SonoSite 180 plus 型便携式 B 超，设备体积为 33.8cm（长）×19.3cm（宽）×6.4cm（厚），重量（含探头及电池）2.4kg，为全数字化成像设备，具有二维、M 型、局部放大、缩小扇扫角度，彩色能量多普勒、方向性彩色能量多普勒、脉冲多普勒、连续多普勒和组织谐波成像等多种成像

方式，探头为快速非针式超宽、超轻变频探头，用户界面上设有多个控制键，采用内置式 5 英寸超薄彩色液晶显示器、内置式轨迹球和标准字母数字键，帧频可达 100 帧/秒，设备内部可存储 120 幅图像，可逐帧回放，通过线缆和图像管理软件可直接与个人电脑连接下载高清晰图像，可交直流两用［充电锂电池充电一次可使用 1.5～4 小时，交流电为 100～240V/（50～60）Hz］，移动性强、不受空间限制，立体成像，更完整、精确，有助于确定手术的内在缺陷和技术性缺陷、降低术后并发症、减少造影的等待时间和增加工作效率（图 6-16）。

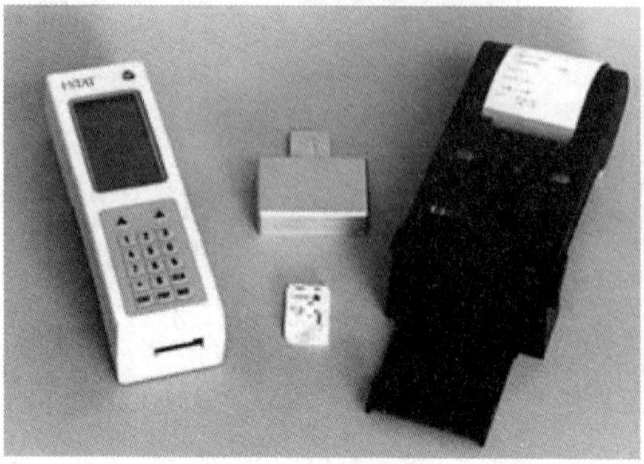

图 6-15　i-STAT 血气分析仪

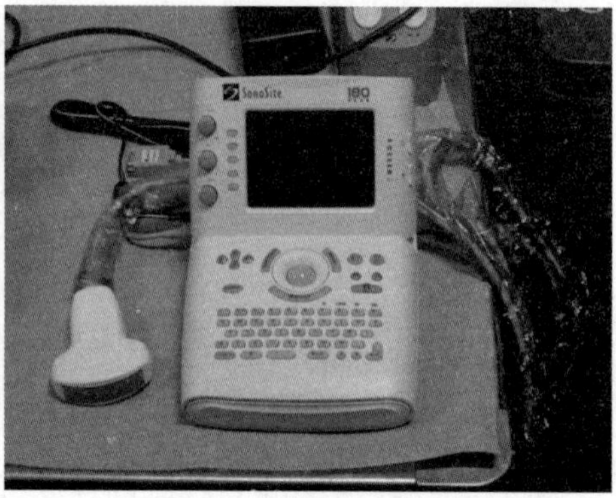

图 6-16　SonoSite 180 plus 型便携式 B 超

（八）Barkey 型输液加温与伤病员加温装置

该装置是一种技术完善的、创新性温度控制装置，主要用于输液加温与伤病员加温，具有自动控制与检测、使用便捷、安全等特点。所有数据均通过液晶屏进行显示，清晰易读，错误率低。温度可根据需要进行调节，以 0.5℃为一级进行升温，最高可调至 41℃。预设温度值与实际温度值及所连接的加温装置的相关情况均一直显示在液晶屏上。具有夜间操作模式和多语言操作界面。尺寸为：140mm（长）×210mm（高）×130mm（宽）。重量约 3.7kg（图 6-17）。

（九）PTE 装配

1. 德国 NH90 救护直升机配置 1 套 PTE。
2. 德国空客 A-310 MRT 卫生飞机 PTE 布局方案。

布局方案一：装配 6 个重症伤员后送单元（PTE）和 38 副卧位伤员担架（PLP），最多搭载 28 名医务人员。

布局方案二：装配 3 个重症伤员后送单元（PTE）和 48 副卧位伤员担架（PLP），最多搭载 28 名医务人员。

布局方案三：不装配重症伤员后送单元，仅装配 56 副卧位伤员担架（PLP），最多搭载 28 名医务人员。

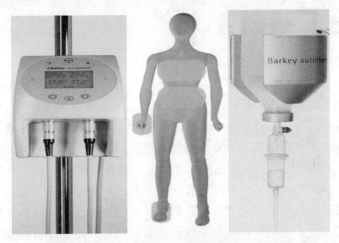

图 6-17 Barkey 型输液加温与伤病员加温装置

3. 德国空客 A-319 CJ 卫生飞机可加载 2 套重症伤病员后送单元（PTE），一次可运送 2 名重症伤病员及若干名轻伤员。

4. 空中客车 A-340 300 运输飞机配备 4 套重症伤病员后送单元（PTE），一次可运送 4 名重症伤病员及若干名轻伤员。

PTE 结构与布局见图 6-18～图 6-21。

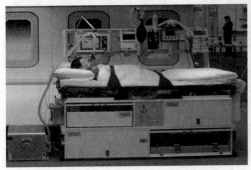

图 6-18 PTE 使用状态

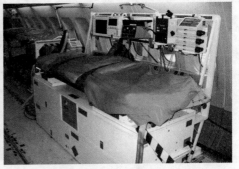

图 6-19 PTE 部分展开状态

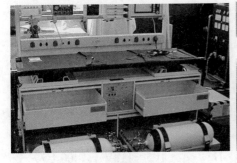

图 6-20 PTE 完全展开状态

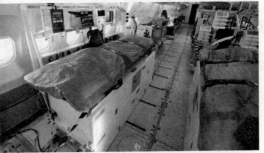

图 6-21 PTE 运输固定状态

四、移动式生命支持系统

美国于20世纪80年代成功研制了"自撑式生命支持单元"，可与担架结合使用，也可与救护车、飞机等运输工具结合使用。从20世纪90年代起，美国先后推出了专业重症转运装备（SMEED）（图6-22）、集成生命支持系统（LS-1）、创伤生命支持后送系统（LSTAT）等。LSTAT是以担架为基础的小型移动式重症监护装置，由担架和担架基座组成，具有在伤员后送期间恢复伤员呼吸、维持伤员生命体征的能力，能帮助现场外科医师完成复杂的重建和康复外科手术，降低伤员的致残致死率。担架基座内嵌有多种重症医疗救护装置，包括呼吸机、除颤器、吸引器、三通道液体与药物输注泵、无创心电监护仪、血气分析仪、脉搏血氧传感器、血压传感器、电源系统、内部环境控制系统、供氧系统等，能够提供完善的伤员监护，在伤员被车辆、飞机和船只运送到医院之前，可在野外迅速稳定伤员状态。LSTAT系统还可以记录伤员的医疗数据，通过数据链路传输到伤员救护中心。主要技术参数如下。

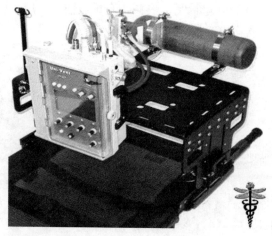

图6-22　美国专业重症转运装备（SMEED）

外形尺寸：1830mm×560mm×200mm。

重量：41kg。

工作温度：0～50℃。

储存温度：-20～55℃。

相对湿度：5%～95%。

集成急救设备：急救呼吸机1台、多参监护仪1台、电动吸引器1台、输液泵1台、血气分析仪1个、3升氧气瓶1个。

电源电压：交流（115±10%）V，（60±5）Hz，交流105～118V，（400±7）Hz，

交流（230±10%）V，（50±3）Hz，直流（25±5）V。

自持时间：0.5 小时。

移动方式：人工抬行、支撑推车推行、交通工具搭载。

集成主体外形尺寸：2200mm×560mm×330mm。

急救主体重量：78kg。

五、便携式创伤生命支持单元

针对航天急救需求，美国国家航空医学研究所（National Space Biomedical Research Institute，NSBRI）与 Impact Instrumentation 公司联合研制开发了便携式创伤生命支持单元（lightweight trauma module，LTM）。由于载人航天在空间、时间、环境、人员等方面的特殊性，航天急救对急救技术与装备的要求与地面急救存在显著差异。航天急救技术与装备的特点主要表现在：①航天器对急救装备的运载能力与部署空间有限；②航天急救资源（氧气、药品、电力）有限；③航天员急救能力有限；④航天员对急救装备的维修保障能力有限。

（一）LTM 系统特点

LTM 系统见图 6-23。

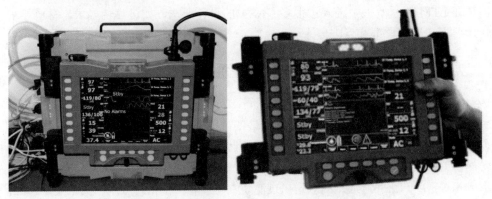

图 6-23　便携式创伤生命支持单元（LTM）

1. LTM 系统对体征监测模块和生命支持模块进行了微型化、一体化设计，体小质轻，展收便携。

2. 采用智能供氧补液技术，减少急救资源消耗，系统采用智能供氧、通气、补液辅助支持技术，优化了呼吸复苏与液体复苏，以最少的急救资源，达到最优的急救效果。

3. 内嵌智能专家决策系统与远程辅助诊断系统，协助航天员实施急救操作，提高救治效果。

4. 各功能单元采用模块化设计，维修更换方便，自我保障能力强。

（二）系统功能

1. 生命体征监测功能　系统前部的加固平板显示屏既可集成固定使用，也可拆卸分离使用；显示屏集中监测显示多参数生命体征，包括 ECG、血氧、无创血压、呼吸末二氧化碳压、体温、有创血压、加速度等。

2. 急救生命支持功能　系统内部集成呼吸机和输液泵，外部可扩展外置输液泵、超声仪、氧气压缩机、吸引器、自控镇痛器、呼吸量计、复温器，系统可实施呼吸复苏、液体复苏、气道清理、镇痛麻醉、复温救治等急救操作；呼吸机、输液泵、氧气压缩器的控制参数可在加固平板显示屏中集中显示，便于生命支持急救的统一控制调节。

3. 其他功能　包括闭环呼吸控制、闭环输液控制、信息存储记录、故障智能辨识，GPS 定位，生理应激测试、微距成像、远程通信与控制。

（三）发展现状

美国国家航空和宇宙航行局（National Aeronautics and Space Administration，NASA）的医疗信息与健康系统部与 Impact Instrumentation 公司合作多年，共同设计研发了 LTM 系统。NASA 提供人力与技术支持，美国军方提供资金支持，资助 Impact Instrumentation 公司对 LTM 系统的设计研发。尽管美国军方为 LTM 主要投资单位，但是在 LTM 的原型机中融入了很多 NASA 的设计要求，如可靠性要求、材料要求、转运要求、远程校准和保障要求。

六、机载传染病患者空运医疗后送系统

2014 年西非埃博拉病毒感染暴发期间，2 名感染埃博拉病毒的美国患者被美国疾病控制和预防中心用一架经过特别改装的"湾流"喷气式飞机接回国。其核心机载装备为空中负压隔离舱，这个可移动、野营帐篷大小的隔离舱可确保同机人员不受病毒的感染。空中隔离舱的结构与工作原理：通过快速搭建的支架连接隔离篷布形成相对密闭的空间，通过高效送风过滤装置与机舱产生相对压差，负压差 >20Pa，新鲜空气从机舱经过初滤，进入空中隔离舱内，患者呼出的气体经过高效过滤器过滤后才能排到机舱内。

负压隔离系统的空运医疗后送通常利用一架带有便携式隔离病房的飞机完成，一般只能够容纳 1 名患者，一次性使用，且飞机在下次使用前需进行洗消。在西非埃博拉疫情中，共计有 35 架次飞机从西非起飞运送埃博拉病毒感染患者，运行过程中发现的问题有空间受限、坚固性欠缺等。

事实上，美国早在 1975 年就开发了航空运输隔离单元（ATI），采用透明的聚氯乙烯包裹悬挂在 221cm×69cm×86cm 的便携式框架上，空重 112kg。外部有带手套的袖套、"半套服"及用于患者进出和引入用品的转接端口和对接端口。空气负

压由飞机的电气系统或可充电便携式电池供电的电气空气处理系统维持。HEPA 过滤器用于进气口和排气口。

ATI 可用于常压和低压状态下对包含气溶胶等细菌病毒情况的运输，可承受飞机快速减压。隔离器可配备便携式氧气罐、心脏监护仪、脉搏血氧仪、静脉输液和导管、药物、血压计和除颤器。可支持进行简单的手术操作，但为了最大限度地减少刀具穿刺隔离器的风险，尽量减少静脉切开术，而使用无针静脉内（IV）系统。

美国有多种类似的隔离舱，采用可快速组装的柔性薄膜舱室，集成负压排风过滤系统，设计 8 个手套操作口、供氧接口、供液接口、物品传递口等，能容纳一名卧位传染病伤病员，可搭载至标准担架上，适用于重症或行走不便传染病患者的隔离转运。负压排风过滤系统由锂电池供电，可持续工作 6 小时，实现舱内每小时 12 次换气。适于城市内短途转运，也可搭载于飞机上进行长途转运。在转运过程中，通过舱室外诊疗仪器设备对舱内伤病员进行救治（图 6-24）。

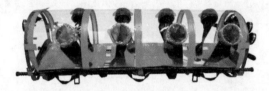

ProPac公司的CAPSULS

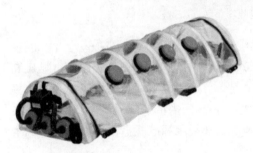

FERNO国际的ISO Chamber

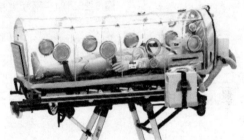

Beth E1公司的ISOArk N36

图 6-24　便携式传染病员隔离舱

美国研发的"航空医学生物收容系统"（ABCS），采用可快速搭建的支架，支架内连接柔性透明篷布形成相对密闭空间，设置病员隔离间和更防护服间 2 个功能间，送风装置和排风装置均为双级高效空气过滤器，控制送/排风量产生相对于机舱环境 20Pa 的负压差，配置必要的监护设备，可容纳 1 名传染病患者和 2 名医务人员，隔离间内还设置有一个小型厕所。ABCS 的重大升级之处在于医务人员可穿戴个人防护装备（PPE）进入 ABCS 隔离舱室内，为患者提供更好的医疗护理。患者被放置在室内，前室允许医护人员在进入前穿上个人防护设备（PPE）。使用气泵使腔室保持在负压状态，进气和排气均经过 HEPA 过滤。排气通过飞机机身中的阀门泵整个舱室放置在改进的湾流 G-III 飞机内部，舱内空气可以前后流动（图 6-25）。

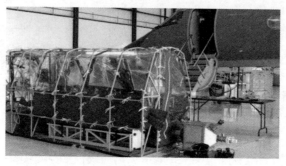

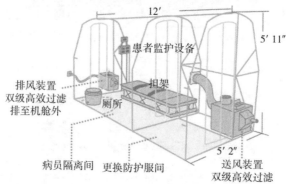

图 6-25　航空医学生物收容系统（ABCS）

　　为了应对埃博拉疫情，美国研发了转运隔离系统（TIS）（图 6-26）。TIS 的设计与 ABCS 类似，采用更坚固的金属骨架与柔性塑料薄膜组合的方式，通过排风高效过滤装置产生相对于机舱环境的负压，设置病员隔离间和更换防护服间。TIS 采用模块化设计，可以组合 2 个病员隔离间，每个隔离间内的病床采用上下两层设计，可容纳 2 名患者，隔离运载能力进一步提升。底部采用标准托盘，可在不同运输工具间实现无缝转移。

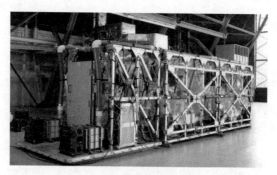

图 6-26　转运隔离系统（TIS）

　　美国空军通过引入机组人员眼睛/呼吸防护系统（AERP）来防护生物和化学的污染，AERP 系统实质上是飞行员的防毒面具。美军的运输机配备了 AERP 系统，用于保护空勤人员，尤其是飞行员免受感染。该系统由面罩组件、鼓风机和对讲单元组成。在飞行过程中，氧气通过过滤器/歧管组件到达面罩用以呼吸，经过过滤的环境空气可用于面罩除雾。

　　为了应对传染病的暴发，美国在前期工作基础上，研发了方舱式生物防护系统（CBCS），系统包括 3 个独立空间：医务人员休息室、准备室和伤病员救治区。医务人员休息室属于洁净区，可供最多 4 名医务人员进出。准备室供医务人员穿、脱个体防护装备，并进行伤病员救治的准备工作。伤病员救治区最多可为 4 名重症伤病员进行处置，该区域也有卧位伤病员的出入口。CBCS 可用大型飞机进行运输，可承受冲击载荷和快速减压带来的冲击，符合国防部安全飞行标准要求；系统内配有电池电源、视频监控等；系统内表面均易于洗消，配有空气处理装置、HEPA 过滤装置等保证空气安全。伤病员救治区可提供的救治包括：16 小时氧疗、生命体征监测、输液、呼吸治疗和药物治疗。CBCS 可实施被感染人员的快速、安全运送，并实施途中救治（图 6-27～图 6-34）。

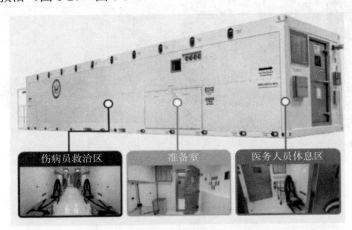

图 6-27　方舱式生物防护系统（CBCS）

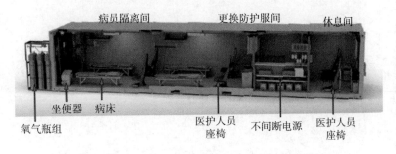

图 6-28　CBCS 方舱式生物防护系统——内部布局

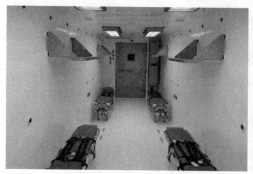

图 6-29　CBCS 内部布局

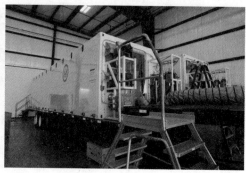

图 6-30　CBCS 成品组装

　　2020 年 4 月，美国研发了新型负压隔离集装箱（negatively pressurized conex，NPC）。NPC 是在 40 英尺标准 CONEX 钢制海运集装箱的基础上设置隔间，加装负压排风净化装置及乘员座椅，改造成可同时转运 28 名感染者的负压舱（图 6-35）。

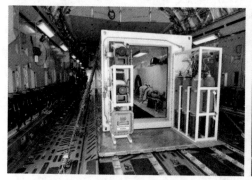

图 6-31　CBCS 机内安装

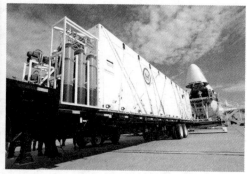

图 6-32　基于 CBCS 的飞机改装（一）

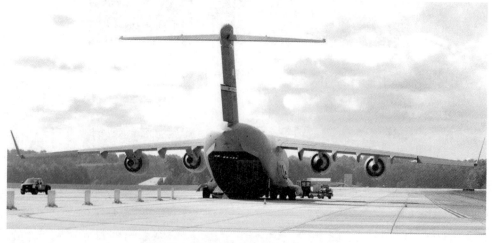

图 6-33　基于 CBCS 的飞机改装（二）

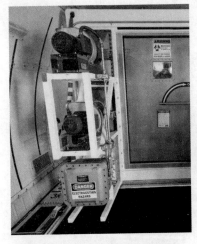
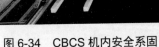

图 6-34　CBCS 机内安全系固

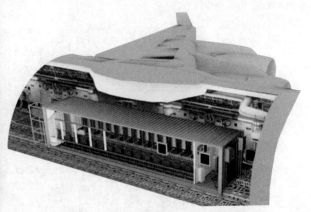

图 6-35　NPC 在运输机上的三维效果

加拿大隔离装置：①航空医疗生物隔离疏散系统（ABES），这是专门设计的大型隔离装置，可安装在 CC-130 Hercules 和 CC-177 Globemaster 飞机上，可供多名被感染的患者进行护理和治疗，能够确保国内或跨境长途飞行期间飞机机组人员的安全。②航空医学单个隔离生物单元（ASIBU），是可重复使用的硬壳胶囊，可容纳 1 名患者，医护人员可在运输过程中提供复杂医疗服务。在两次任务之间进行快速消毒。③一次性隔离单个生物防护单元（DISBU），是一种轻巧的软壳单元，可快速部署和打包。

七、积木组合式急救转运一体化平台

俄罗斯军队最新研制了一种组合折叠式急救转运一体化平台，也称"积木组合式 ICU"，由三部分组成，即伤员担架、可折叠支撑架及急救模块单元。急救模块单元分为生命指征监护模块、心脏除颤/起搏模块、呼吸和吸引模块、气体输送接口、蓄电池和充电模块。图 16-36 为"积木组合式 ICU"安装在米-17 直升机上的布局方案。该系统的主要特点：积木组合式结构，收拢尺寸小，适合军队储存与运输；急救设备安装牢固可靠、安全防护性好。

主要技术参数如下。

集成急救设备：急救呼吸机、多参监护仪、除颤仪、3 升氧气瓶 1 个。

电源电压：交流（115±10）%V，（60±5）Hz，交流（115±3）V，（400±7）Hz，直流（25±5）V。

自持时间：1 小时。

移动方式：人工抬行、支撑推车推行、交通工具搭载。

集成主体展开尺寸：1800mm×560mm×250mm。

集成主体收拢尺寸：560mm×450mm×850mm。

急救主体重量：85kg。

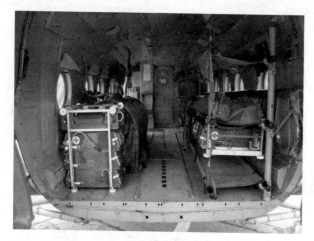

图 6-36　俄罗斯"积木组合式 ICU"内部

八、患者转运与生命支持系统

德国的患者转运与生命支持系统（patient transport and support system，PTS）由 StarMed 公司研制。系统由集成主体基础框架、 直杆担架、附加可调背板、万向支撑轮结构、急救设备构成（图 6-37）。系统的集成主体基础框架采用玻璃纤维框架结构模式。设计了可伸缩把手，拉伸后方便人工搬运，收缩后减小存储体积。还设计了用于固定制式担架支脚的卡锁机构。集成主体基础框架安装了与北约制式担架规格及尺寸一致的支撑脚，主要用于模块扩展或运输时的固定。系统主要集成急救设备配有德国万曼公司的急救转运呼吸机 1 套、希勒公司的多参数监护仪 1 套、贝朗公司的输液泵 1 套、2L 氧气瓶 2 个、航空电池 1 组。

（一）系统勤务使用流程

PTS 系统通过高机动越野急救车运伤病员，给重症伤员提供有效的生命支持。PTS 系统可搭载重症伤员转乘中型伤员运输车，到达前沿野战外科医院，在野战外科医院内部科室进行推行。经过稳定性治疗后，PTS 系统可通过军用小型直升机将重症伤员安全转移到战役层次的野战医院，在医院内部科室进行推行。经过专科治疗后，PTS 系统通过批量伤员运输直升机将重症伤员安全转移到机场的大型卫生飞机，再通过大型卫生飞机及直升机/救护车将重症伤员安全地送到后方基地医院，至此 PTS 系统完成了无缝隙救治和运送。

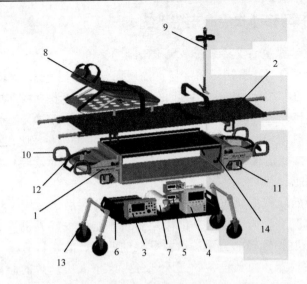

图 6-37 德国的患者转运与生命支持系统（PTS）结构

1.集成主体基础框架；2. 直杆担架；3. 急救呼吸机；4. 多参监护仪；5.输液泵、注射泵；
6. 电池；7.氧气瓶；8. 附加可调背板；9.输液架；10.可伸缩把手；11.通用支撑脚；
12.直杆担架卡锁机构；13.万向支撑轮结构；14.可翻转护栏

（二）PTS 系统特点

1. 结构简单、维护方便。

2. 模块组合方式灵活，可根据转运距离或时间叠加供氧和供电模块。

3. PTS 系统的支撑脚与北约制式担架支撑脚的规格、尺寸等一致，运输时固定简单，可适合多种交通工具搭载使用。

4. PTS 系统的抬行把手伸缩设计可使抬行方便、储存运输时体积小巧。

5. PTS 系统安装支撑万向轮，可在野战帐篷医院、方舱医院、后方基地医院内部各科室间轻松推行。

（三）PTS 系统基础模块主要技术参数

集成急救设备：急救呼吸机 1 台、多参数监护仪 1 台、输液泵 1 台、3L 氧气瓶 1 个。

电源电压：直流（24±5）V。

自持时间：0.5 小时。

移动方式：人工抬行、支撑推车推行、交通工具搭载。

集成主体外形尺寸：1700mm×560mm×260mm。

急救主体重量：60kg。

九、MLST 型移动式生命支持系统

MLST 型移动式生命支持系统是我国研制的集抢救、治疗、监护及运送功能于一体的综合急救平台。主要用于重症伤员的现场急救和后送途中维持重症伤员的生命体征。系统由直杆担架、ICU 功能集成主体、支撑转运推车等构成，其中 ICU 功能集成主体包括自动胸外按压、自动体外除颤、多参数生命体征监护（心电、血压、体温、呼吸、血氧饱和度等）、急救呼吸、通气、供氧、负压吸引、输液泵、加压快速输液、生命体征信息远程传输、生命体征信息同步显示功能（车载）、GPS 定位、自供电等功能。

MLST 系统的承载框架不仅要满足重症患者前接后送过程中与通用制式担架和转运推车兼容配套、内嵌相关功能模块安装固定和友好人机界面等需求，还要具有一定承载强度和较轻的自重。承载框架的两侧、前端和后端分别嵌有重症急救必需的设备和仪器，急救设备的嵌入充分考虑了人机功效的原理，切实做到合理放置、可靠定位、方便操作、易于更换。器械取放方便，操作互不干涉。为配合直杆担架使用，框架纵向相距 1130mm 的位置设计有梯形槽和矩形孔，其作用是当担架杆与框架快速锁定后，担架的横撑及担架支腿刚好卧入相应的槽及孔内，使担架面能够与框架表面很好地贴合。框架四角处设计有弹性可复位锁扣，将直杆担架压下自动锁紧，扳动锁扣后又可将直杆担架向上抬出。与担架配合后可方便实现抬运行。

1. 内嵌设计，集成一体　研究人员将相关医疗设备微型化后进行系统功能性优化集成，而非将市场上现有急救复苏设备进行简单拼凑。研究人员通过相关功能设备的微型化研究，并根据人体工效学要求，采用先进成型材料和工艺，将各种急救设备集成于整体框架内，实现真正意义上的一体化和集成化。

2. 模块化组合，功能强大　系统集急救、复苏、监护、治疗、防护、信息存储与传输等功能于一体，具备通气、供氧、快速输血/输液、心电监护/血压/血氧/体温、气道处理等功能。通过内嵌集成相应的救治模块，可独立形成较完整的救治单元；在结构和物理接口上也可与现有装备兼容，移动式生命支持系统可与现有直杆担架及各种运载工具配套使用，能推、能抬，以及加载在多种运载工具内快速投放至急救现场展开急救，能附载在多种运载工具内进行长距离运送，并维持后送途中急救的连续性，实现治送结合，能直接将伤员推运至病房，形成"无缝隙"移动重症监护单元。

3. 结构合理，兼容性强　在结构设计上，各医疗设备放置合理、方便操作、易于更换。连接及锁紧结构设计可与北约制式担架、担架车配合使用。

4. 信息化、智能化程度高　系统具备患者生理信息存储与远程传输和 GPS 定位功能，可实现院前院内急救的无缝衔接，大大缩减了急救等待时间，充分发挥急救黄金 1 小时的作用，建立院前院内急救绿色通道。

5. 主要技术参数

（1）集成急救设备：自动体外除颤仪 1 台、急救呼吸机 1 台、心肺复苏机 1 台、多参数监护仪 1 套、电动吸引器 1 台、输液泵 1 套、6.8L 氧气瓶 2 个。

（2）电源电压：交流 180～264V/（50±2）Hz，直流 12～32V。

（3）自持时间：2 小时。

（4）移动方式：人工抬行、支撑推车推行、交通工具搭载。

（5）外形尺寸：2200mm×600mm×380mm。

（6）重量：75kg。

第三节　机载救护装备的应用

一、急救与复苏装备

机载急救与复苏装备主要包括止血装备、包扎装备、固定装备、搬运装备、呼吸复苏与监护装备等。

（一）止血装备

止血装备一直是创伤研究的重点和难点之一。近年来，止血技术、装备及药品等的研究有了很大进展。

1. 止血带：是控制肢体大出血最常用和有效的方法。目前已研制出有计时报警装置的、可单手操作的、只在出血部位产生较大压力的新型止血带。

2. 伤口黏合剂：可快速、无感染、无缝合、无麻醉地黏合割伤伤口、撕裂伤口和手术伤口。

3. 各种止血敷料及局部或系统止血药。

4. 超声波等物理止血装置。

（二）包扎装备

包扎的目的是保护伤口、减少污染、固定敷料和帮助止血等。常用的有绷带和三角巾。弹性绷带适用于扭伤、挫伤和运动伤。镀银敷料可用于慢性伤口、感染伤口及烧伤的包扎处置。

（三）固定装备

主要指各类骨折固定夹板或支架等。

（四）搬运装备

包括各类担架和急救搬运毯等。

（五）呼吸复苏与监护设备

要求配置可集成多种呼吸模式和多参数监护功能的呼吸机及其相关配套工具。

1. 呼吸机：可设定 IPPV、SIGH、SIPPV、SIMV、SPONT 等多种通气模式，能为不同伤（病） 情的伤病员提供呼吸支持。多参数监护功能可同时监测心电、血氧饱和度、血压、呼吸、体温、脉率等多种参数。

设备能提供外接 220V 交流电接口和 27V 直流机载电源接口，能可靠地保证设备的用电和为内置电池充电。

此外，可直接借助箱内氧气瓶动力，提供吸引和吸氧功能。

2. 开口器：可快速打开伤病员的呼吸道。

3. 专用扳手和氧桥：可方便快捷地通过大氧气瓶为专用氧气瓶充氧。

4. 不同型号的喉镜及气管插管导管。

5. 简易呼吸器、鼻导管、鼻塞、牙垫等。

6. 环甲膜切开器、气管切开包等。

（六）循环复苏与监测设备

多采用轻便型便携式除颤／起搏／监护仪，如 LEARDAL4000 型半自动除颤／起搏／监护仪，兼备监护、同步除颤、体外起搏和血氧饱和度波形记录及打印功能，提供半自动和手动两种操作模式。内装可充电电池，可独立监护2.7 小时或用200J 能量除颤 50 余次。220V 交流电源插头连接后可边工作边充电。

1. 心电监护　通过安装在伤（患）者身体上的电极采集电信号，生成心电活动的连续波形和心率，准确评估当时的生理状态。

2. 除颤　用于抢救和治疗心律失常。除颤负极（STERNUM）通常放于右锁骨下、胸骨右缘外；正极（APEX）置于左乳头下方。可采用 200J、300J、360J 递增的顺序进行，连续除颤不超过 2～3 次。2 次充放电间隔应在 1 分钟左右。

3. 起搏　可进行体外无创起搏。

4. 氧饱和度测定　可设置氧饱和度的报警上下限。

（七）加压输液（输血）装置

加压输液（输血）器主要由充气袋、液（血）袋网兜、加压充电器、压力指示器组成。加压为 0～40kPa，适用于软体液体（血）袋加压进行快速液体输注。

工作时，人工往复挤压气囊，使充气袋、压力指示器同时充入气体，充气量不断增加，气压随之升高，压缩弹簧受压而缩短，阀芯从汽缸底部推向上行，刻度逐渐上升，压力增大到设计高限时停止充气，汽缸设置有放气槽，当压力超过高限时自动放气，保证了加压输液（血） 装置工作在可靠的使用范围内。不必把液（血）袋吊在高于体位的支架上便可实施输注。

（八）抗休克裤

抗休克裤是利用充气加压原理研制而成。国内自行研制的抗休克裤以身高 170cm 为使用对象，用棉丝绸挂胶制成真空的气囊，外敷尼龙绸罩，结合部用张力尼龙搭扣对合。阴部留空，以利于排便、导尿和妇产科病情处理。抗休克裤上设有充气阀和气压表，便于充气、减压和检测囊内压。现有两种类型：单囊型，即腹部与双下肢为一相通的囊；多囊型，即腹部和双下肢为 3 个囊，便于分别充气加压。

穿抗休克裤后，由于自身血液再分配，输血量可达 750～1000ml，有升高血压、抗休克的作用。抗休克裤充气后压力可达 10～40mmHg，可有效降低血管内外压力梯度，增加外周血管阻力，使血管撕裂伤口变小，出血量减少，达到止血的作用。由于抗休克裤充气后可形成硬板，且紧贴肢体，因此可作为临时夹板制动，并固定骨折部位，减轻疼痛，尤其适用于骨盆骨折或两侧下肢骨折的伤员。对早期多发性骨折伴失血性休克的伤员，可起到抗休克和固定骨折的双重作用。

1. 适应证
（1）动脉收缩压＜80mmHg 的低血容量性休克、神经性休克和过敏性休克。
（2）腹部或腹部以下的活动性出血，急需直接加压止血者。
（3）心搏骤停且已经开始施行心肺复苏者。
（4）骨盆骨折或双下肢骨折急需固定者，或已伴有持续出血而出现低血压者。
（5）脊髓损伤、心脏压塞伴有低血压。

2. 禁忌证　下列情况不能使用：包括脑水肿、肺水肿和充血性心力衰竭患者；任何原因造成的呼吸功能不全；在建立人工气道之前已经明显影响通气功能的各种创伤，如膈肌破裂，腹腔脏器进入胸腔；连枷胸或肺挫伤；高位脊髓损伤；张力性气胸；膈肌以上的活动性出血和创伤；腹部损伤伴内脏外露或腹部异物刺入且嵌顿在腹部；孕妇等。

3. 使用方法　在现场穿抗休克裤仅需 1～2 分钟。使用前应检查抗休克裤是否完好。
（1）将休克裤平铺在担架上，或从伤病员身体一侧垫入身体的后方。先将裤套在脚下铺开，打开尼龙拉链封条，将裤套片边翻转。
（2）放置裤套。两个腿节段的下端要拉至双踝部。腹部节段下面拉至臀部和背底，上面高度在季肋部（在身体侧部摸到肋骨，但不能盖住肋骨部）。
（3）充气：①连接软管和裤套的接头，先向两个腿节充气。②当充气压力达到 40mmHg 时，关闭腿节阀门，打开腹节阀门向腹节充气。充气压力最大值是 104mmHg。同时检查血压，如血压已达到所要求范围，则停止充气。若不能达到须采用其他措施。
（4）关闭活塞，观察计量表。打开减压阀以防过量充气，关闭活塞。
（5）监护。每 3～5 分钟监测 1 次生命体征。保持 2 小时充气状态，监测充气压力变化，严防消气，以免血压突然下降，发生不可逆变化。特别是在飞机上升和降落时，应注意压力的变化，以防止意外的发生。

（6）排气和摘除。先通过输液补充血容量。打开腹部充气阀门逐步放气，每次压力以下降 5~10mmHg 为宜。一边密切观察生命体征变化，一边输液，一边排气。

4. 注意事项

（1）严格掌握适用证和禁忌证。使用前，应详细了解伤病员的病情和生命体征，了解致伤（病）原因。

（2）操作要正确、熟练。清除裤套周围的碎玻璃等锐利物品，防止刺破裤套。尽量少搬动伤病员以免影响血压稳定。

（3）使用过程中应及时补充血容量、输血和纠正酸中毒。

（4）如果使用时间较长，应适当降低充气压。过度充气或使用时间过长，可使加压下端动脉血液供应不足，影响局部血流，导致组织缺氧，甚至引发代谢性酸中毒。

（5）使用中，特别是在放气时，应严密观察生命体征的变化。在腹囊放气，如血压迅速下降 5mmHg，说明血容量严重不足，则应停止放气，及时补充血容量。

（6）抗休克裤充气后，腹囊正好位于肋缘和剑突下，可影响伤病员的自主呼吸，应注意及时纠正缺氧。

5. 并发症

（1）减压后休克：是使用抗休克裤最常见的并发症。如减压前血容量没有补足又突然快速放气减压，则容易发生。减压时应密切观察，一般是先将腹部的气囊放气，观察生命体征的变化，循环功能稳定后再将双下肢气囊减压。

（2）筋膜间隔综合征：多因使用抗休克裤的时间过长（超过 2 小时）、压力过高，导致下肢肌肉、神经长时间缺血造成。裤压应保持在 40mmHg 以下，且每 2 小时放气 1 次；注意观察下肢血液循环情况，若发现有发绀等缺氧表现，应减压。

（3）崩裂放气：使用抗休克裤的最大危险是突然崩裂放气，可导致伤（患）者死亡。

（4）长时间使用可能造成皮肤水疱和坏死；有可能加重代谢性酸中毒；充气不当可能造成低血压加重。

（九）吸引器

1. 电动吸引器　与呼吸机相配套的电动吸引器，是由永磁直流电动机驱动的低噪声高效微型活塞式负压泵。极限负压值达 600mmHg（80kPa）；储液瓶容量为 800ml；负压值设定为 0~600mmHg（0~80kPa）。具有 14.4V 锂离子蓄电池组和专用充电器。采用交流电网供电时，通过 AC-DC 转换模块提供整机直流供电，并对锂电池充电；或通过 DC-DC 转换模块可将车载或机载 11～32V 电源转换为整机直流供电，并对锂电池组充电。

2. 手动吸引器　手持式急救呼吸器可用于家庭、车辆、航空器等场所的急救。在伤病员运输、转运过程和家庭突发疾病时，如出现气道异物堵塞等情况，绝大部分既无电源动力提供，也不宜采用脚踏吸引方式，手持式急救吸引器就有明显的优势。

吸引器能产生每小时 15L 的负压引力，极限负压值≥0.04MPa，每分钟峰值流量≥20L，可满足进行吸引的负压标准。收拢时可放置于抢救背包等便携式装备中。从储存状态到工作状态安装灵活，使用过程操作简便。

（十）低体温加温治疗装备

低体温加温治疗装备特别适用于失去知觉或不能活动的伤病员救治，也适用于其他伤病员的保暖。

1. 保暖袋　适用于高原、寒区、被海水浸泡、冰雪灾害等发生低温损伤的伤病员。保暖袋是利用碳纤维电加热，碳纤维的直径仅为 6～7μm，只需微小的电压局部就会产生很强的电流，迅速转化为热能，在很短的时间内产生足够的热量使冷伤伤员快速恢复体温。

2. 吸气式体心复温装置　可向体温过低伤（患）者提供经加温和加湿的空气或氧气，通过体心供暖的方法达到复温的目的。

3. 静脉输液加温装置　能始终保持安全的输入温度，保温性能好。有报道在环境温度低于 0℃、风速高达 5～10 节的条件下，使用静脉输液加温装置 10 分钟内注射液温度只降低 1℃。即使在极低气温条件下也可保证输液的顺畅。

二、诊断装备

机上诊断设备主要包括电子血压计、红外线耳温枪、脉搏氧饱和度仪、全血分析仪以及便携式 B 超诊断仪等。

（一）电子血压计

电子血压计是利用现代电子技术与血压间接测量原理进行血压测量的医疗设备。有臂式、腕式等多种型号，不需要进行听诊即可测出血压。电子血压计已经成为家庭自测血压的主要工具，也越来越多地被用于医院等医疗机构。左、右臂都可以进行测量，但不能缠绕在厚衣服袖上，手臂和臂带间不可有间隙，要使感应装置正好位于肱动脉的上方。在空中，应将手臂悬空抬举，使臂带和心脏处于同一高度。通常需连续测量 2 次，但两次的间隔不少于 5 分钟。

（二）红外线耳温枪

红外线耳温枪是一种医用辐射性、非接触式的温度测量仪，能快速、安全、准确地测量耳温。精密的红外线耳温枪仅需 1 秒便可测得体温。下视丘是人体体温调节中枢，耳鼓膜与下视丘相近，下视丘的血管直通耳鼓膜区，是测量身体核心温度最佳的位置。

红外耳温枪内置入红外线感测组件，能侦测耳鼓膜所发出的红外线强度，测量耳内的温度远比传统的体温更为准确。尤其适用于小儿、老年人、瘫痪、躁动、昏迷和危重患者的抢救，可避免玻璃汞柱体温计造成的温度计断裂、滑脱等意外的发生，更为安全、可靠。

下列情况时，建议在同一耳测 3 次，取最高值。

1. 出生 90 天内的婴儿。

2. 3 岁以下患有免疫疾病的幼儿。

3. 不熟悉使用方法以致测值明显偏差（同一耳连测超过 3 次以上容易造成测值下降）。侧睡时可致受压侧耳骨膜温度升高，最好等几分钟再测或测另一只耳。耳道中耳垢太多会影响准确度。

（三）脉搏氧饱和度仪

脉搏氧饱和度仪主要为危重伤病员进行血氧、脉搏的监测。便携、可移动，方便在直升机上使用。

（四）全血分析仪

电池驱动全血分析仪，可用于检测血气、电解质、血糖、尿酸及血细胞比容等多项生理指标，全血分析用血量 65～95μl，可在 90～168s 得出分析结果，最多可存储和显示 50 名伤病员的分析结果。

（五）便携式 B 超诊断仪

便携式 B 超诊断仪可用充电锂电池，充电一次可使用 1.5～4 小时，移动性强，不受空间限制，立体成像，更完整、精确，有助于确定手术的内在缺陷和技术性缺陷，降低术后并发症，减少造影等待时间和增加工作效率。

三、搜救装备

搜救装备是指直接与直升机执行各种搜救任务有关的设备。大体可分为搜索、寻找装备和捞救装备两大类。

（一）搜索、寻找装备

搜索、寻找装备主要是指各种信号联络器材。营救人员所携带的通信联络装备主要有各种型号的超短波无线电台、定向定位仪、搜索雷达等，目的是获取事故幸存人员的呼救信号，判断事故地点的方向、区域、位置，引导营救人员迅速到达现场。遇险人员所携带的通信联络装备包括救生电台、信标机、雷达反射器等，以保证遇险人员在任何时候、任何条件下均能发出呼救信号，显示自己的具体位置。

1. 救生电台　救生电台可进行地-空、地-地通信联络。一般来说，当救援飞机在 3000m 高度飞行时，地-空信标通信有效距离可达 100km，地-空话音通信有效距离在 70km 左右。实践证明，使用信标机或救生电台可明显缩短搜索时间，提高搜索效率。

2. 救生表　一旦因故落水或遇险，所佩戴的救生手表就会发出警报信号。

3. 落水人员跟踪监视系统　落水人员指示器跟踪和监视系统是专门为在水面舰艇甲板人员和航母飞行员设计的。

（二）捞救装备

捞救装备主要包括拖拽式捞救网、捞救吊篮、捞救架、捞救吊带、援助座、捞救担架、森林穿障座椅、绞车等。

1. 拖拽式捞救网　三边金属结构，一边开口的箕形框状物，底为尼龙网，用细钢索拖拽，用一布锚稳定方向。直升机不需要悬停，在行进中即可将目标捞入舱中，适用于战时捞救。

2. 捞救吊篮　捞救吊篮种类较多，但基本上由金属框架、绳网、漂浮器材组成。提篮式吊篮一次可同时捞救 2 人，如幸存人员缺乏自主能力需要帮助时，1 名捞救人员可随篮下地面或水中，将被救者送入篮内后上机。

3. 捞救架　为一倒 T 形金属结构物，附有保险带，适用于有自主能力的幸存人员，可直接放送至救生船上的幸存人员手中，从船上吊入机舱。

4. 捞救吊带　分为坐式吊带和头套式吊带等。使用头套式吊带时，从布套内取出套在腰上，两手交叉抱于胸前，即可吊入机舱，但仅适用于有一定自主能力的幸存者。

5. 援助座　为一锚状金属结构装置，底部有 3 块坐板，上部有安全带，幸存人员坐在坐板上，系好安全带即可安全吊起，可同时吊起 1～3 人。

6. 捞救担架　用于捞救意识丧失或外伤骨折的幸存人员，但在水上捞救时担架上应用漂浮装置。

7. 森林穿障座椅　主要用于穿越交错的树枝或茂密的丛林。该装置带有 3 个弹簧折叠椅，拉开后可同时拉起 3 人。

8. 绞车　绞车安装在救生直升机上，上有一条 100m 长的钢索。钢索一端固定有悬挂装置，包括皮带和座椅等，可同时吊起 2～3 人。直升机可边提升被救人员，边爬高飞行。

四、机载救护装备的管理与维护

为保证机载救护装备经常处于齐装配套、量足质优的状态，对救护装备的保管、维护，药材的补充与更换等工作必须建立一套科学的管理制度，并严格贯彻执行。

（一）装备的保管

1. 救护装备必须实行统一存放，单独立账，定人保管，定期检查保养，保证救护装备处于良好的战备状态。

2. 保管人员工作调动时应严格交接手续，按装箱单账目逐一交点。

3. 易霉易锈的物品要定期翻晒，擦拭保养，做到无发霉、无锈蚀、无鼠咬、无虫蛀、无变质等。

4. 药材装备、物资装备，平时不得随便动用或外借。需要动用时，必须及时补齐。

（二）装备的维护

救护装备应室内保存，存于干燥通风处，避免与腐蚀剂接触。电器设备要定期通电运转，保证性能良好。金属手术器械应定期擦拭，防止锈蚀。每年组织 1～2 次全面检查，尤其在梅雨季节要特别注意。

1. 救护装备是否齐装配套。

2. 药材有无变质，药品有无过期，轮换更新是否及时。

3. 医疗器械有无锈蚀，医疗设备有无损坏。

4. 药材保管条件和安全措施是否合适。

（三）机载救护装备使用和管理记录单

1. 机载药品配给与使用记录单。

2. 机载医疗设备使用与故障维修记录单。

第七章

卫生飞（直升）机改装

利用客机、运输飞机及运输直升机进行加改装，是当前和今后卫生飞机和救护直升机的主要发展路径，一是可节省机型资源，不长期占用原机型；二是专用卫生飞机和救护直升机运行使用和维护成本昂贵；三是改装快捷、方便，利于重大灾害重症伤患和批量伤病员的运送和后续救治。为此，虽然专用机型在全球医学救援中占一定比例，但采用加改装方法仍是主流方式。

第一节　改装原则

各国对固定翼飞机和直升机的改装路径基本类似，都要考虑方式方法、机型、成本、标准、适航等相关因素，如美国卫生飞机改装主要贯彻以下 3 个原则。

1. 以简易、可靠、通用、展收迅速为前提，改装不改变飞机的结构，尽量利用飞机自身的空间和条件设施，配备的医疗设备通常与飞机分开，自成一体，不在飞机上做永久性固定安装。

2. 改装后的飞机后送与急救功能相结合，以后送功能为主，危重伤病员尽量采用专用的空中后送工具，主要进行继承性和维持性治疗，同时也要考虑机上环境对伤员伤情的影响（高空缺氧、振动、加速度等），要能进行相应的救治措施。

3. 最大限度地利用成熟技术或装备，与上述功能相适应，除担架外，主要配备复苏、供氧、急救器材等。至少配有 1 名创伤专家或救生员。

上述原则也适合救护直升机。除此之外，应根据具体情况，按照模块化、组合化、标准化原则，加装的机载医疗装备及其配套装备应能进行模块化组合，既可单独使用，也可根据实际需求灵活组配。既适合国产以直系列为主的直升机，也可使用于国外类似起飞重量、舱室尺寸和具备改装条件（预留件、预埋件等）的直升机快速加装（条件允许时）。

实施改装时还应考虑机型特性、任务类型、用电用氧计算、机舱布局、伤患安置、人机功效、重心计算、微小环境控制、振动冲击等多种因素。

如美国在进行飞机改装时，针对气压问题规定：对飞机的座舱进行密闭增压，以降低压力对伤员的影响，但对有气胸、肠梗阻等症状的伤员要多加注意，可通过插胸管（气胸）或吸氧（肠梗阻）的方式来避免出现危险。此外，气压的变化对医疗设备也会造成影响，如压力下降会影响静脉输液的速度，所以要将液体装入塑胶袋内。

用于改装的飞机可能会产生 10Hz 以下的结构振动，在机舱的某些区域，瞬间振动的幅度可能相当大，改装时可应用节振器、减振垫、安全束带等减低振动强度，阻断振动源传播途径。机载装备方面在不改动飞机结构的基础上，既能有效利用机舱的空间多安置伤员，又要留有足够的医疗操作空间。在飞机用于其他用途时必须迅速拆卸和上、下机；主要配备复苏、供氧、急救等装备，携行/运行性好，还要考虑其电磁兼容性，与机上通信、领航仪表设备互不干扰。

此外，为了快速加改装，除坚持模块化，还应充分考虑可选机型问题。按照模块化、组合化、标准化的思想，加装的机载医疗装备及其配套装备应能进行模块化组合，既可单独使用，也可根据实际需求灵活组配。

第二节　典型改装案例

一、美国

美国卫生飞机的改装主要采用空运托盘和担架增强系统两种形式，在不改变飞机主体结构的前提下，通过拆除全部座椅、储物柜等客舱设施，合理确定伤病员安置、护理站开设、供氧、伤病员辅助登乘等主要加装内容，采用担架支架（或模块化托盘系统）、护理站、供氧装置、伤病员登乘辅助装置（装备）等加改装器材，使飞机加改装后具有较为完备的伤病员后送功能。不含座椅等客舱设施的拆除时间，加改装用时不超过 12 小时。

以波音 B767 飞机改装为例：①拆除座椅等客舱设施、拆除座椅、储物柜等，要求在 48 小时内完成，并将飞机交由加改器材储备地点。②安装担架支架或模块化托盘系统。担架支架安装固定在座椅轨道上，单个担架支架靠客舱一侧安装，两个担架支架客舱居中安装。基础改装是安装 87 副担架和 52 个座位；扩展改装将安装 99 副担架和 36 个座位；最大改装是安装 111 副担架和 18 个座位。③开设模块化护理站。主要用于在飞机客舱内开展医疗护理作业。护理站设有工作区和储藏区，配备 60Hz 交流电源为医疗仪器设备供电。④加装供氧器材。采用液氧转换器、热交换器和两个容量 75L 的液氧瓶，满足伤病员后送途中的吸氧需要。供氧器材放置在 2 个 LD2 型民航集装箱内。⑤伤病员登乘辅助装置配备。为解决因 B767 飞机客舱地板高造成的伤病员机场登乘难题，配备了伤病员登乘辅助装置（PLS），整体采用铝合金材料，展开后长 13.8m，宽 5.5m，高 5.6m，是美军目前最常用的一种装置。

（一）伤员空运托盘系统

伤员空运托盘系统（arinc aeromedical pallet system，AAPS）由美国 ARINC 公司研制，为扩展式结构，由铝托盘及担架支架和伤员座椅组成，具有良好的扩展性，适合多种型号的飞机使用，易于安装固定，20 分钟内就可安装完毕。

托盘长 2.74m，宽 2.24m，厚 5.7cm。托盘上最多可设有 8 条轨道，便于安装不同的担架支架（北约标准折叠担架）和伤员座椅，配有安全带。边缘带有接口，多个托盘可通过接口相连接，扩大承载面积。一般情况下，担架支架可放置 3 层担架，但也可以进行改装，放置 4 层担架（图 7-1）。担架支架也可以摆脱托盘，固定在客机的地板上，运载卧位伤员。在运输或储存时（图 7-2），担架支架易于拆卸，水平固定在托盘上，以减少占用空间。

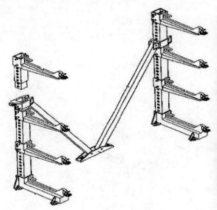 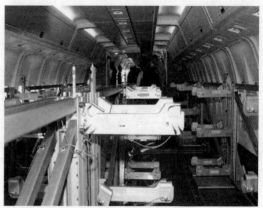

图 7-1　AAPS 担架支架　　　　　　　图 7-2　AAPS 系统改装后

AAPS 有 4 种配置方式：AAPS-W 型，全部配备担架，中间为通道；AAPS-L 型，全部配备担架，担架支架背对背安装，两边是通道；AAPS-S 型，全部配备座椅；AAPS-M 型为混合配置，一边为担架支架，一边为座椅，中间是通道（图 7-3～图 7-7）。

托盘的担架支架经改装后可放 4 副担架，故 AAPS-W 型和 AAPS-L 型最多均可承载 8 名卧位伤员，AAPS-S 型最多可承 6 名载坐位伤员，AAPS-M 型最多则可承载 4 名卧位伤员和 3 名坐位伤员。

AAPS 适合 KC-135 / B707、KC-10 / DC-10、C-17、C-130/L100 等多种飞机使用，具体参数见表 7-1。

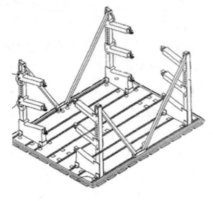

图 7-3 AAPS-W 型

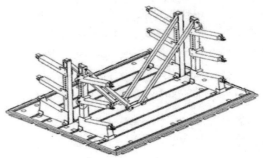

图 7-4 AAPS-L 型

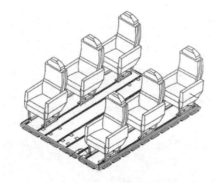

图 7-5 AAPS-S 型

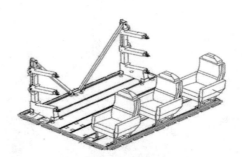

图 7-6 AAPS-M 型

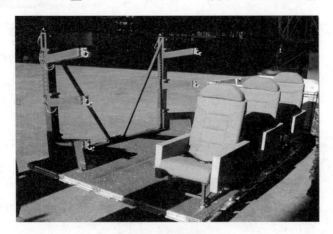

图 7-7 AAPS-M 型

  AAPS 的椅垫易清洁、消毒或更换。托盘表面涂有一种防滑剂，可防止液体渗透。另外，托盘上还配有扩展式折叠板、间隔板等。折叠板易于拆卸，便于扩大使用面积。其他附件有：医疗仪器储存板、4 个担架伤员防弹帘、照明箱（选配件，装在担架和座椅伤员旁），用于医护人员照明。

表 7-1 各型飞机装运 AAPS 和伤员人数

机型	托盘个数	伤员人数	伤员最大容量（名）
KC-135 / B707	6	36	
KC-10 / DC-10	27	162	216
C-17	18	108	144
C-130 / L100	4	24	32

（二）飞机空运后送改装装置

飞机空运后送改装置（aeromedical evacuation ship set，AESS）（图 7-8）总重 20 000 磅，存放在 21 个箱子中。其担架支架可以通过客机座位定位装置定位。每副担架都配有供氧装置（液氧罐）、电源、照明装置和电铃。

AESS 主要由 3 个模块组成，即伤员运送模块（patient transport system，PTS）、空运医疗作业模块（aeromedical operations system，AOS）和医用氧模块（medical oxygen system，MOS）。这 3 个模块都可通过机舱座位定位轨固定。

伤员运送模块包括单、双排担架支架，在与机舱座位定位轨结合之后，可安放 111 副担架和 18 个座位或 87 副担架和 52 个座位（根据 B-767 的结构而定），单排支架沿机舱一边安置，双排支架按"背靠背"设置（图 7-8），放置于机舱中央。

空运医疗作业模块由两个护士工作站（图 7-9）和电力分配系统（给机载救护装备供电）组成。

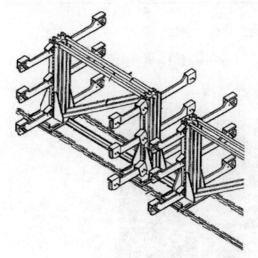

图 7-8 AESS 伤员运送模块双排担架支架

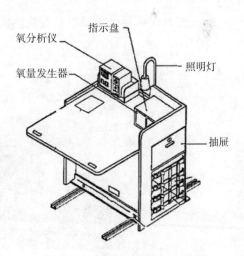

图 7-9 AESS 空运医疗作业模块
护士工作站

医用氧模块由液氧存储系统和输氧系统组成。液氧存储系统包括 6 个 75L 的杜瓦瓶（容量总计 450L）和 1 个热交换器。医用氧模块可为 60 名伤病员进行总长 12 小时的供氧。液氧的储存压力为 20.4 个大气压，伤病员使用时压力则减为 3.4 个大气压。氧气通过机上的管路输送给伤病员，紧急情况下可以通过氧气面罩给伤病员供氧。

AESS 主要用于 B767 的改装，机上配备的医务人员包括 4 名飞行护士和 6 名空运后送技师。经改装后，除卧位伤员外，B767 还可容纳最多 40 名坐位伤员。

美国军方伤员运输飞机上配备的装备大致可归纳为以下几类：①机舱设备；②担架装置；③生命监测设备；④急救设备；⑤药品、器械；⑥供氧设备；⑦生活护理用品；⑧专用设备等（表 7-2）。这些设备和飞机共同构成伤员运输飞机，在目前美国军方的伤员空运后送中发挥着重要作用。

表 7-2　美国军方伤员运输飞机配备装备

种类	品　　种
机舱设备	便溺管、化学处理便桶、加热炉、自动扶梯、输液悬吊容器、医用管道出口、电源插座、医务工作控制台、伤员装载梯、辅助动力装置、盥洗室、温箱和冰箱
机载救护装备	担架及固定装置、常规和急救药品、器械、手术器械、心电监护仪、除颤器、注射泵、吸引器、呼吸机、斯特莱克架（用于脊髓或颈部牵引）、柯林氏牵引装置、水封式引流装置等
卫生装备配套器材	主要有飞行护士包、医疗箱、毛毯包、检查治疗包、航空急救包、事故急救包、护送卫生包等

（三）伤病员登乘辅助装置与伤病员机场登乘平台

伤病员登乘辅助装置（PLS），整体采用铝合金材料，展开后长 13.8m，宽 5.5m，高 5.6m，是一种常规装置（图 7-10）。

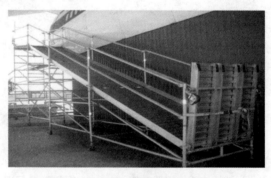

图 7-10　伤病员登乘辅助装置（PLS）

伤病员机场登乘平台由美国 Clegg 工业公司设计研制，采用尼桑 UD-3300 型柴油车底盘，载客厢由液压系统举升，内设环境控制装置。载客厢内可放置 6 副担架，同时可乘坐 10 名坐位伤员及医护人员。平台与伤员登乘辅助装置（PLS）相比，机动性、稳定性、安全性与舒适性均有大幅度提高（图 7-11）。

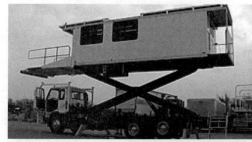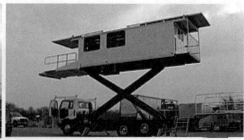

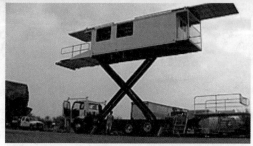

图 7-11　伤病员机场登乘平台

二、奥地利

空中救护技术股份有限公司是奥地利第二大空中救援公司，成立于 1993 年，属于一个家族经营的企业，公司业务主要是在飞机上进行加改装，包括急救、搜救、医疗后送及公务机舱等方面的开发、制造、安装及维护。迄今为止，空中救护技术公司已进行过 30 多个不同类型飞机的改装，并获得"补充型号证书"。空中救护技术公司总部位于奥地利的兰斯霍芬。公司符合欧洲航空安全局 part-21 subpart J、part-21 subpart G、Part 145 Annex Ⅱ规定的要求，并获得欧洲航空安全局对于设计组织机构、生产组织机构及维护组织机构的批准，已经在全球范围内交付了 1000 多个急救、公务和特殊任务模块，并拥有 35 个用于直升机和固定翼飞机的认证。

（一）固定翼卫生飞机改装案例

1. Dornier Do 328 飞机加改装　2004 年，奥地利空中救护技术股份有限公司设计了一种卫生飞机"快速改装"（quick conversion）模块，通过这一理念，可在 1 小时内完成 Dornier Do 328 飞机的快速加改装。改装后，机内配置包括 2 套重症监护单元、2 套无创监护单元、2 套供氧单元（工作站，配置 8 个 10L 氧气瓶），可同时运送 2 名重症伤员和 2 名无创重症患者或 6 名无创重症患者。整套装置已取得 STC

认证，符合 JAR 25 / FAR 25 适航要求。

　　每个重症监护单元包括 3 个带抽屉的药械柜，用于盛装药品和器材；顶柜配有锁止装置；重症监护装备采用壁挂式结构，配有监护仪、呼吸机、吸引器、输液泵等装备，壁挂式结构与治疗带为一体结构，治疗带配有氧气接口、电器接口及灯带等（图 7-12，图 7-13）。

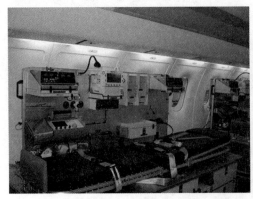 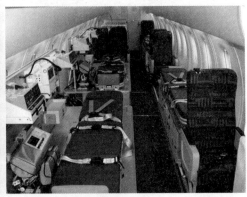

图 7-12　重症监护单元及其壁挂式结构　图 7-13　重症监护单元（左）、无创监护单元
及坐位伤患布局（右）

　　重症监护单元根据需要快速转换为可容纳 2 名患者的无创重症单元，转换时可在数分钟内将壁挂式结构移除后配置另一张无创重症病床（图 7-14）。该套装置可应用于固定翼飞机改装，也适合于直升机改装。

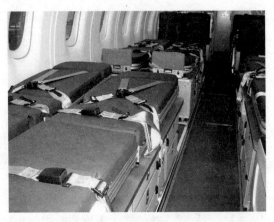

图 7-14　重症监护单元快速转换为无创重症单元

　　2. 美国比奇飞机公司生产的 Beech 300/350 公务机加改装　Beech 300/350 的机载模块化医疗单元的设计，加改装后能够适应转运 2 名患者的机载重症监护配置：主要由 2 个重症监护单元、1 个带氧气装置的医疗托架和 1 个可折叠装载担架平台

及储物箱组成。如果需要提供更多座位，可单独使用 1 套机载患者重症监护单元。主要包括医疗设备、氧气瓶及医疗设备的存储空间等（图 7-15，图 7-16）。

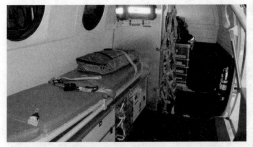
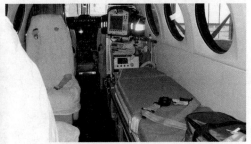

图 7-15　机载重症监护单元的机舱前　　　图 7-16　机载重症监护单元的机舱后

　　3. 加拿大庞巴迪宇航公司生产的 Learjet 45/55/6 飞机加改装　Learjet 45/55/60 的机载模块化医疗单元（图 7-17）可以有许多不同的配置。内部的模块化设计允许根据患者和随员的数量重新配置座椅，飞机座位安排可快速重新配置以适应不同任务要求。运送 2 名重症患者的配置包括：2 套机载重症监护单元及医疗柜（用于在执行救生任务时储存所有需要的额外医疗设备及器材等）。当 Learjet 45 配置为 1 名需要重症监护治疗的患者时，可以增加额外的随乘座位。Learjet 60 的重症监护室位于驾驶室的两侧。如果需要 1 个患者配置，可以拆下左侧装置。

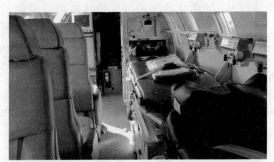

图 7-17　Learjet 45 加改装后内部安装和配置效果

　　4. 美国洛克希德公司生产的 C-130 运输机加改装　2011 年，空中救护技术公司凭借其 C-130 集装箱解决方案赢得了奥地利军事奖。C-130 的集装箱模块被装载到飞机的后部，并使用标准的固定装置进行固定。可快速重新配置，以符合任务规范，并可以完全删除，以方便消毒。

　　集装箱经过特殊设计和改装可供战略使用。它提供隔音、防震和内置空调，也可作为独立装置使用（野战医院的重症监护舱）。重症监护型集装箱可在 15～20 分钟安装完毕。每个模块可搭载 1～2 名重症监护治疗的患者、1 个氧气站，集装箱内布局了 5 名医务人员的座位。重症监护室的医疗载体可以根据客户的喜好配备。

批量伤病员转运型集装箱可在约 5 分钟内安装完毕（图 7-18，图 7-19）。每个模块可搭载 3 套伤病员担架支架，每套担架支架可以运载 3 名伤病员，另外还包括 1 个氧气站， 4 名医务人员的座位。

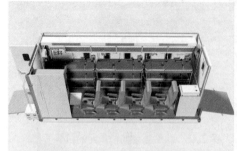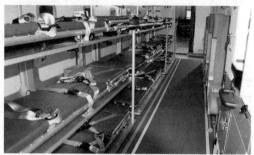

图 7-18　批量伤病员转运型集装箱加改装模块　图 7-19　批量伤病员转运型集装箱加改装后机舱内部

（二）直升机改装案例

1. 意大利阿古斯塔·韦斯特兰公司生产的 AW-139（15 座 6 吨机）加改装　空中救护技术公司的设计机载医疗模块化系统，具有完全的配置灵活性，可以在很短的时间内完成直升机加改装任务。AW-139 机舱内部可以最多安装 2 套机载重症监护单元，能够根据不同任务快速加装急救、搜救、医疗后送等模块（图 7-20）。

AW-139 配置 1 套卧姿患者急救担架时，整体地板安装结构形式，可安装在飞行方向或横向位置，随乘人员座椅可安装到附加地板上。如果需要，也可安装搜救控制台。搜救配置可在 5 分钟内安装和拆除。2 名卧姿伤病员布局为：中间为 2 个医务人员座椅，两边为 2 副顺飞行方向安装的担架。

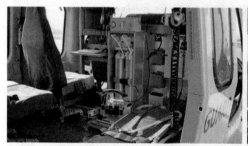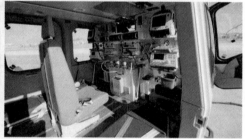

图 7-20　AW-139 改装后机舱内部

2. 美国贝尔直升机公司生产的 Bell-412 直升机加改装　空中救护技术公司曾向黑山武装部队提供了第一个 Bell-412 机载医疗救护单元（图 7-21）。2018 年，公司向黑山共和国军队交付了 3 架二手 Bell-412 EP/EPI 直升机（图 7-22），不仅使机队现代化，还建立了首个医疗救援服务，在空中提供最先进的患者护理。

为了更具灵活性，黑山武装部队选择了机载医疗救护单元。Bell-412 可以在 30

分钟内从标准的部队通用直升机更换为救护直升机，而无须对直升机进行任何结构的更改。机载医疗救护单元包括除颤监护仪、急救转运呼吸机、注射泵、吸引器等急救设备，配置中包括一个可容纳 2000L 压缩氧气的装置，足以涵盖可能发生的所有其他任务。还包括一个移动的"地面电源装置"，用于直升机在地面时为医疗设备充电。可调光的 LED 灯和可伸缩的担架。

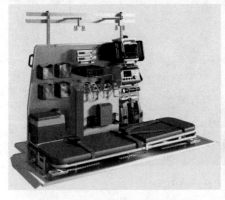 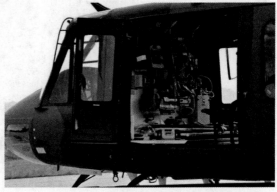

图 7-21　模块化机载救护单元　　　　图 7-22　改装的 Bell-412 直升机

　　3. 俄罗斯米里莫斯科直升机厂生产的米-8/17 加改装　机载双层重症监护单元（综合急救单元）：主要由双层担架支架、供氧、供电、医疗设备侧壁及设备等构成（图 7-23）。伤病员运送单元可放置 3 名卧位患者，在底部担架后面可安装 2 个氧气站（图 7-24）。

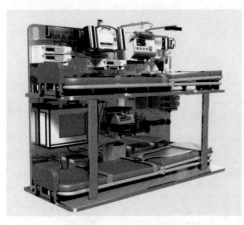 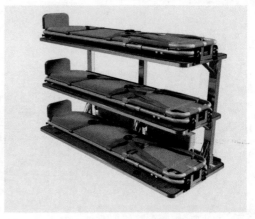

图 7-23　综合急救单元　　　　　　图 7-24　伤病员运送单元

　　米-17 的内部可以安装 3 套不同的机载医疗单位。必要时可以更换这些装置，如果任务需要，可以安装医疗座椅、医疗柜和氧气站。从标准直升机加改装到飞行医院需要 20～25 分钟（图 7-25）。

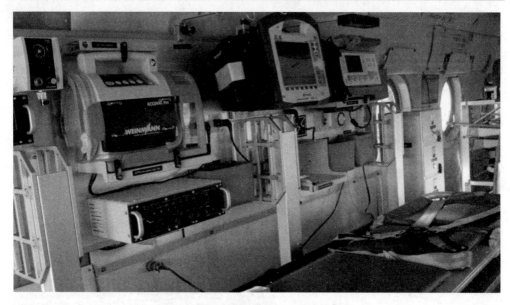

图 7-25　加改装后的米-17 直升机内部

第八章

空中医学救援装备标准化

第一节　标准化的分类

一、标准与标准化

（一）标准

标准是为在一定范围内重复性事物的概念所做的统一规定，以科学、技术和实践经验的综合成果为基础。获得最佳秩序为目的，经有关方面协商一致，由主管部门批准，以特定形式发布，作为共同遵守的准则和依据。

（二）标准化

标准化是"为了在一定范围内获得最佳秩序，对现实问题或潜在问题制订共同使用和重复使用的条款的活动"。标准是规范性"文件"；标准化指的是制订标准、实施标准的一系列"活动"。标准化是有目的地制订、发布、实施标准的活动。标准是标准化的核心。标准化的目的和作用是通过制订和贯彻实施具体的标准来实现的。所以，制订、贯彻实施和修订标准是标准化基本任务和主要工作内容。标准化是一个周而复始，螺旋上升的活动过程，标准化就是在这一循环周期中上升和提高。标准化的效果只有在标准实施后表现出来。

标准化的作用主要表现是有利于专业化协作生产的巩固和发展；有利于促进产品的合理发展，使社会需要得到更好的满足；有利于推动科学技术新成就的广泛应用，促进生产力全面提高；有利于提高产品质量，保护消费者和生产者的正当利益；有利于加强国际技术经济和科学文化交流；有利于促进对自然资源的合理利用，保护生态平衡，维护人类社会当前和长远的利益；有利于建立社会生活的正常秩序，保护良好的工作和生活环境。

（三）标准的种类

2015 年国务院印发了《深化标准化工作改革方案》（国发〔2015〕13 号），指出"通过改革，把政府单一供给的现行标准体系，转变为由政府主导制定的标准和市场自主制定的标准共同构成的新型标准体系。政府主导制定的标准由 6 类整合精简为 4 类，分别是强制性国家标准和推荐性国家标准、推荐性行业标准、推荐性地方标准；市场自主制定的标准分为团体标准和企业标准。""在标准制定主体上，鼓励具备相应能力的学会、协会、商会、联合会等社会组织和产业技术联盟协调相关市场主体共同制定满足市场和创新需要的标准，供市场自愿选用，增加标准的有效供给。在标准管理上，对团体标准不设行政许可，由社会组织和产业技术联盟自主制定发布，通过市场竞争优胜劣汰。国务院标准化主管部门会同国务院有关部门制定团体标准发展指导意见和标准化良好行为规范，对团体标准进行必要的规范、引导和监督。在工作推进上，选择市场化程度高、技术创新活跃、产品类标准较多的领域，先行开展团体标准试点工作。""政府主导制定的标准侧重于保基本，市场自主制定的标准侧重于提高竞争力。同时建立完善与新型标准体系配套的标准化管理体制。"可以说，国务院标准化改革工作给社会团体开展标准化工作提供了平台和发挥作用的机遇。

（四）医学救援装备标准化

1. 领域和范围　凡是紧急医学救援保障所涉及的范围都会涉及灾害医学救援装备标准化。从技术上讲，包括组织指挥、伤员寻找、伤员急救、后送、诊断治疗、防疫、防护、综合技术支援等技术与任务、装备的各个方面。从救援管理体制上讲，包括研究、生产、采购、运输、储备、使用、退役的全寿命过程。因此，空中医学救援装备标准化应纳入整个紧急医学救援装备领域。

2. 医学救援装备标准分类

（1）按标准体系的内容特征、使用的约束程度，分为综合类技术标准和管理类标准。

1）综合类技术标准：医学救援装备技术标准是为实施紧急医学救援技术保障任务而制定的标准。它是目前医学救援装备标准化的主要对象，这类标准对医学救援装备具有重要的直接意义和广泛的影响。包括综合性基础标准、型谱标准、通用规范和产品规范等，涉及装备管理、科研、生产、使用的各个方面。

2）管理类标准：医学救援装备管理标准是为管理部门实行科学化、规范化管理而制定的标准，这类标准对提高工作效率、工作程序、保证工作质量、改善协作关系、发挥各级的积极作用十分重要，是促进各项工作走向现代化的重要手段。主要包括工作标准、方法标准、供应标准、维修标准、计量标准等。

（2）按标准化文件编写的技术，医学救援装备标准可分为 4 种类型，即装备技术标准、装备技术规范、装备管理规范、指导性技术文件。

1）装备技术标准：是指为满足医学救援需要，对救援活动和技术管理的过程、概念、程序和方法等制定的一类标准。如标准术语、定义、标志、代码品种规格的控制要求，标准分类及命名、系列、标准程序、工作方法等；空中医学救援装备技术标准术语、装备技术标准通用规范、装备技术标准定型试验规程、空中救援平台系列型谱、机载卫生装备通用技术规范等。

2）装备技术规范：是指为支持装备订购对象应符合的要求及其符合性判断依据等内容的一类标准。这类标准主要用来规定产品或服务事项的基本要求和规定这些要求是否得到满足所应使用的必要的检验程序、规则和方法等。其目的是保证产品或服务事项的适用性质量。这种类型的标准所规定的产品包罗万象，复杂程度也极其不同，小至止血带、大到医用方舱。按照涉及对象的大小，所要求的完整程度或是否能独立使用分为通用规范、相关详细规范和详细规范。通用规范规定一类或几类订购对象的共性要求和验证方法，可与相关详细规范一起使用，或用于指导型号规范编写的规范。相关详细规范规定具体材料、零部件、元器件或设备等订购对象的个性要求和验证方法，并与通用规范一起使用的规范。个性要求，是指通用规范所没有规定的要求。通用规范和相关详细规范是互补的关系。详细规范用来规定一种或数种类型订购对象的全部要求和验证方法，并能独立使用的规范。详细规范与其他规范之间没有层次关系或依附关系，也没有互相补充或限定关系。在实际使用时简称规范。

3）装备管理规范：是指为支持装备运用使用部门如何规范化使用灾害医学救援装备程序、方法等一系列标准的总称。其目的主要是保证装备按队伍建设标准在品种和数量上有编配要求、在装备的科学使用和定人、定车、定装、定位等管理上及人装模块化组合等方面提出规范化要求，做到快速拉动、快速部署、快速展开、快速撤收，同时确保装备在维护、使用、保养等方面有章可循。如空中医学救援平台运用标准、空中救援队装备配备标准、装备维护保养报废等规范等。

4）指导性技术文件：为医学救援技术和技术管理等活动提供有关资料或指南的一类标准。如空中医学救援装备技术文件编写规则。

二、空中医学救援装备标准化体系

（一）空中医学救援装备标准化体系建设要求

要实现空中医学救援装备标准化，首先需进行标准化体系研究。由于空中医学救援装备的特殊性和复杂性，空中医学救援装备体系本身的科学构建是其标准化体系建设的前提和基础。空中医学救援装备作为复杂系统，其影响因素很多，不可避免地包含诸多子系统。而针对灾害医学救援的特点和环节，每个子系统（包含单件装备）都要独立完成特定的救援任务，同时各个系统之间还要相互联系，以配套完成相关救援任务，如急救处置环节配置与包扎、止血、固定、通气、搬运、抗休克、抗感染等相对应的各类基本生命支持器材和装备，每个单件装备要完成与其相对应的急救工作，同时与其他单件装备相互衔接：①现场急救工作必须考虑维持伤病员生命体征的稳定，为后续的野外移动医疗机构治疗创造条件；②野外移动医疗机构需要考虑现场进行了哪些处置，不能进行无效的重复性工作。这种相互衔接体现了救治工作的效率，也体现了装备效能是否得到真正发挥。其他装备和系统以此类推。

标准化体系建设要充分考虑医学救援装备的相关特性：①如独立保障性，各类救治装备，水暖电、血液氧、宿营、饮食、油品、维修等装备；②单件装备和系统不仅能完成规定的救援任务，装备本身必须具有自我配套、自我修复能力；③相互关联性，对于单件装备来说，其结构、材料、配件及与环境、气候、人机环等相互依赖，任何一个环节出现问题都会影响装备性能的正常发挥；④环境约束性，气候环境、地理环境、空中急救平台舱室微小环境、噪声环境等。

（二）空中医学救援装备标准化体系设计

从空中医学救援装备系统化发展的角度出发，其标准化体系可由4类标准组成。①勤务类标准：开展重大地质灾害、重大事故灾难、突发公共卫生事件、社会安全事件等标准规范研究，解决装备救治程序不规范、方法不配套等问题，如不同灾害伤病员机上处置、救治与护理流程、方法、手段等。②管理类标准：开展空中医学救援装备运行运用标准、装备配备指南、维护保养标准、装备管理指南、装备认证评估适航指南等标准规范研究，解决当前空中医学救援装备运用欠科学、缺乏评估评价机制等问题，如装备运用、维护、保养、认证等。③技术类标准：开展各类空中急救装备技术标准、各类装备通用规范等研究，解决装备技术滞后、创新性不强、模块化不足及通用加改装能力不足等问题。④装备类标准：开展各类空中医学救援装备标准和产品规范研究，解决单件装备缺乏配套标准和产品规范等问题。

三、标准化的表现形式

（一）通用化

1. 通用化内涵　是同一类型不同规格，或不同类型的产品和装备中结构相似的设备或零部件，经过统一以后可彼此互换的一种标准化形式或方法。具体到空中医学救援装备系统，通用化的对象是指空中医学救援装备系统内容各分系统、设备、组件、零部件、结构、设计等，这里所说的分系统和结构设计应具有相对独立的功能和结构，在同类装备中可彼此互换和通用。

2. 通用化系数　是以系列装备中不同规格的所有装备为对象。在实际使用过程中，常用产品的标准化系数来反映通用化程度。标准化系数指产品所采用的标准件（含自制、外购）在构成该产品的全部零、部、组件中所占的比例。产品的标准化系数可分为件数系数和品种系数。

（二）系列化

1. 系列化的内涵　医学救援装备系列化的对象是指同一类装备中各装备的功能和作用基本相同，但规格形式存在差别的一组装备。这种差别的划分主要包括：按作业能力划分系列，按用途划分系列。这两个方面相互交叉，构成了装备的网状系列分布。如救护直升机系列按功能有后送型救护直升机和专用救护直升机，按起飞重量有大型救护直升机、中型救护直升机和小型救护直升机等。

2. 系列化的方法

（1）制定产品基本参数系列标准：产品的基本参数按其特性可分为性能参数与几何尺寸参数。性能参数指表征产品的基本技术特性的参数，如直升机载荷、发动机功率等。几何尺寸参数指表征产品的重要几何尺寸的参数，如机载卫生装备的外形尺寸。在一个产品的若干参数中，起主导作用的参数称为主参数或主要参数。产品的性能参数与几何尺寸参数间、主参数与其他参数间存在某种内在联系和规律性，通过数量、统计方法分析是可以用数字方法表达的。

（2）编制产品系列型谱：产品系列型谱是根据需要和对国内外同类产品的现状和发展前景进行广泛分析与预测、除对基本参数按一定数列做出合理安排或规划外，还对结构的形式进行规定或统一，并以简明图表把基型产品和变型产品的关系及品种发展的总趋势反映出来，形成一个简明的品种系列表，以指导现有产品的整改，有计划地进行新产品的开发，从而达到产品的通用化和结构的标准化。

（三）模块化与集成化

1. 模块化　是在组合化基础上发展起来的新型标准化形式。它的产生和出现与当今经济技术的发展有着密切关系，是解决更复杂系统类型多样化、功能多变的标准化高级形式。如机载综合急救模块、伤病员运送模块等。

2. 集成化　是指为了取得空中医学救援装备最大的使用效益，从系统观点出发，研究空中医学救援单个装备或由若干装备组成的系统的构成形式，用分解和组合的方法，建立模块体系，运用集成解决功耗、体积等问题，并运用模块组合成装备或系统的全过程。

四、空中医学救援装备的模块特征

（一）独立性特征

模块是系统的组成部分，用模块可以组合成系统，也易于从系统中分离或更换。但是，模块不是对系统任意分割的产物，它具有明确的特定功能，这一功能不依附于其他功能而相对独立存在。如将卫生飞机看作一个系统，其中的综合急救单元、伤病员运送单元、药械供应单元等就是一个一个的模块，它们各自具有明确的功能，可以从系统中分离而相对独立存在。

（二）通用性特征

通用性体现在互换性和兼容性，同类模块都是按照相同的规范和标准进行严格设计的，其内部组成、相互关系、功能作用都是一致的，相互之间可以替代和互换。如对于卫生飞机和救护直升机的医疗救护加改装，无论何种机型，其中的综合急救单元、伤病员运送单元等核心模块均应在不改变原机型结构的情况下，通过无损伤设计，快速加改装为卫生飞机或救护直升机。

（三）组合性特征

模块应具有能传递功能、能组成系统的接口（输入、输出）结构，因此同种或不同功能的模块可以相互拼接和组合，可以把多个单一功能模块组合成一个新系统。如大中型直升机（如 AC-313 直升机）可根据实际需求可采用 1～2 个移动式综合急救单元、2～3 名伤病员运送单元及其他单元，通过快速加改装形成救护直升机；小型直升机（如 H-135）可采用 1 个壁挂式综合急救单元或附加式综合急救单元及 2～3 个座椅形成救护直升机。固定翼飞机通过基本生命支持单元、综合急救单元、伤病员运送单元、手术及配套单元、传染病隔离救治单元、伤患护理单元、药械供应单元、减噪降噪单元、安全系固单元、医技保障电单元、伤病员搜救单元、通信保障单元、微环境控制单元等，可根据重症伤患和中轻度伤患的实际计算或需求，通过品种和数量上的不同组合，形成不同规模、满足不同要求的卫生飞机。

第二节　模块化与集成化的地位与作用

一、有利于简化装备设计

一个新装备一般是以原有技术为基础加部分新技术构成的。在传统设计方法中，各种新装备分别由不同的单位、部门或课题组进行设计，虽在技术原理上对原有技术有继承性，但电路及结构硬件上的继承性甚差，设计是从逐个零件、逐个分机进行的。若采用模块化与集成化设计方式，原有技术是以通用的功能部件的形式存在，可拿过来就用（或只进行少量修改），只需研制部分含有新技术内容的专用模块或部件（可成为后续产品的通用模块或部件）即可构成新装备，而不必一切从头开始，从而大大减少了新装备设计研制的工作量，缩短了新装备设计周期及生产准备（包括工艺装备的设计与制造等）周期，新老装备可在同一条生产线上生产或试制。若某一装备系统在同一行业中有统一规划和专业化生产，还可通过外购或外协部分模块来减少专用模块研制所占的分量。运用模块化和集成化设计可减少大量低水平重复劳动，如重复设计规格性能相近的电源、信息处理系统及机械结构等。若对同类电子设备的机械结构，如连接器、印制板、插件、插箱及机柜能采用同一的尺寸系列及同一典型结构，则新装备设计主要变成印制板的布线设计。对于大型装备或大型工程，统一的模块化与集成化模式可由若干人平行地开展联合设计，从而缩短设计周期。模块化与集成化的设计、生产方式有利于装备的修改、扩展、开发、更新，可根据不同需要及时变换装备品种、改进装备结构，迅速而灵活地组装出不同规模、不同功能的新系统。模块化与集成化减少了零部件种类和材料的种类，可极大地提高管理效率，缩减了各个生产管理环节的工作量，缩短了生产准备周期，提高了原材料及元器件等的采购及库房管理效率。这些管理工作内容的简化和效率的提高是缩短产品交货期的重要环节。模块化与集成化设计是计算机辅助设计（CAD）的基础，借助储存于计算机的模块系列及通用结构要素，可大大加速新产品的开发速度。

二、有利于提高装备质量和可靠性

模块是一种技术比较先进、结构比较合理的通用部件，在作为通用模块之前，一般均经过试用和实践验证，并反复修改优化；做过各种测试和试验；经过若干专家的会审和鉴定，是集体智慧的结晶；成熟的模块还经过小批量甚至大批量生产的考验，因而模块的质量一般是比较高的。虽然装备的质量不是模块质量的简单总和，但优质的部件无疑是优质装备的基础。

导致装备失效的因素有设计缺陷、制造缺陷、组装差错、环境影响。前三者是装备出故障的内因，后者是外因。对非模块化的新装备，各分机及整机需做全面性能考核。在模块化结构中现有模块的设计、制造、组装均已定型，并且已经过例行实验的考核，其可靠性已得到全面验证，只需验证新模块的可靠性即可。由于整机可靠性是各单元可靠性的乘积，因而可以认为模块化结构大大提高了整机的可靠性。尤其在大型系统的研制中，特别强调在最大限度内利用已有的要素来构成高度可靠的系统。

三、有利于提高装备的机动性

机动性是对应急医学救援装备的特殊要求。模块化、集成化装备采用集成组合式结构，既可使装备体积大幅度缩小，又可将笨重的装备进行分解，使之易于装卸、搬运、包装和运输，对各种运输工具有良好的适应性，必要时可采用肩扛、手提等方式进行机动应急转移，有利于提高装备的机动性。

四、有利于形成良好的维修性

模块化结构的装备有利于进行现场快速抢修。在模块化结构装备中，由于模块间有明确的功能分割，且常有故障指示，发生故障后易于判断，并迅速找到有故障的模块，缩短了故障诊断时间；由于模块易于从装备中拆卸和组装，维修可以模块为单位拆下后进行，从而大大改善了维修条件，简化了维修工作，加快了维修速度，并提高了修理后的质量；由于简化了故障诊断及装拆作业，改善了维修条件，可大大降低对维修人员的技术水平和技能要求。如有备用模块，甚至设备的操作者就可及时进行快速更换，而将换下的失效模块送回维修机构甚至生产单位，由专业人员进行维修。

五、有利于产生良好的效益

从系统观点出发，衡量一个系统的效果，不是简单地用寿命或成本等经济指标，而采用综合性的指标，如效能/成本比（效费比）、价值寿命、造价/维护费用比、时间价值等。

（一）效费比

可用以全面权衡装备的价值。若 V 表示装备的价值， F 表示装备的效能， C 表示装备的成本，则装备的价值可表示为 V=F/C。在模块化设计中，装备是由模块组合而成，易于及时用高效模块取代低效模块，易于实现装备功能的伸缩、扩展、更新，因此模块化装备具有高效能。一种模块可通用于多种装备，装备是多品种、小批量，甚至单件生产，而模块却可形成一定的批量，可取得批生产的效益，降低了设计、工艺准备、工装模具及相应管理费用，大大降低了装备的成本。所以说，模块化结构的装备具有良好的效费比。

（二）价值寿命

价值寿命是指装备由开始使用到淘汰失效的时间。这里所说的失效主要是指由于技术过时等因素而被淘汰。对于模块化装备只是部分模块的技术过时，只需更新被淘汰的模块，就可使这类装备获得新生，从而大大提高了这类装备的价值寿命。

（三）造价/维护费用比

某些装备在长期运行中其维护费用比造价还要高出许多，所以造价/维护费用比可很好地衡量装备的整体经济效果。模块化结构的维修性好，且易于以新模块代替旧模块，因而具有良好的造价/维护费用比。

（四）时间价值

一些大系统由于技术复杂，研制周期长，更新淘汰周期短，以致于在进行装备鉴定时其技术已陈旧落后，失去了使用价值，于是常用时间价值来衡量系统效果。模块化结构的新装备只需研制部分新模块，其研制周期短，易于更新装备的功能，大大提高了装备的时间价值。

六、有利于推动科技成果转化

采用模块化设计，装备以已有模块的组合为主，模块是已定型的部件，可拿过来就用，设计师的主要精力可放在创新上。而按模块化原则设计的新模块转化为通用模块后，可与其他模块灵活组配。所以，每一位设计师都可以众多设计师所堆砌起来的模块体系为基础，从一个比较高的起点出发，进行创造性劳动。或者说，模块化设计对设计师来说是某种意义上的解放，可将更多的聪明才智应用于创造发明。模块化还是科技成果转换为生产力的最佳途径，把科技成果按模块化原则进行改造，使其转化为一种具有通用接口的独立单元（模块），成为实用技术；对广大用户来说，可迅速用于开发新装备，并取得良好的效益。

第三节　模块化与集成化方法

一、模块化与集成化方法理论基础

模块化与集成化理论本身是一种新的方法论，它是诸多思维方法在产业系统的综合运用。系统原理及方法、标准化原理及方法，以及具有普适性的逻辑思维方法，构成了三大理论基础。全面理解这些理论基础，是领略模块化与集成化精髓的前提。

（一）系统原理和方法的运用

1. 整体性原理与整体分析法　把模块化系统作为有机整体看待，应以整体观念来协调系统诸单元。在开展模块化过程中，必须有周密的总体规划与及时的宏观控制与协调，并通过系统的模型化来协调系统的整体效应。

2. 相关性原理与结构分析思维法　系统内各单元是相互联系、相互作用、有机地结合在一起的。模块是通过链网状的接口系统构成模块化系统的。只有充分注意各个接口的协调和匹配性，才能保证系统整体的良好质量及可靠性，而结构分析法是有效进行系统分解的工具。

3. 层次性原理和层次分析法　具有层次性是系统的普遍特性，一个系统可按其功能或结构分成若干层次，使之泾渭分明。在模块化系统总体设计中的首要任务就是拟制模块化系统（层次）图。

4. 动态性原理与动态思维法　现实系统一般都是动态系统。模块化系统有其形成、发展、应用、衰老、更新的过程；在实施过程中，需根据技术及市场动态，对模块化系统进行调整、扩展、修改，并考虑相关的技术继承性和模块复用性问题。在模块化过程中要防止思想僵化、因循守旧，才能使模块化系统保持其活力。

5. 目的性原理与有的放矢分析法　系统具有目的性，在建立系统时，首要任务就是确定系统应达到的总目标（目的和要求），目标不明确的模块化系统是无实用价值，或无生命力的。在建立模块化系统时切忌主观武断、生搬硬套、盲目行事。

6. 三维矩阵法 传统方法对目标的分析是单一的，美国 Hall （霍尔）提出的系统工程方法则是跨学科的三维结构。时间维（工作阶段）表示系统从规划到使用、更新的全过程，按时间分成 6 个阶段；逻辑维（思维过程、工作步骤）是分析和解决问题时的逻辑过程，指每个工作阶段所经历的工作步骤；知识维是为完成上述步骤和阶段所需的各种专业知识，据此可确定每一工作阶段、每一步骤该由哪些专业人员组成任务小组来开展模块化工作。

三维结构是从系统工程研究中逐步形成的一套科学的工作方法和步骤，以三维结构去规划、设计、管理或控制模块化系统，使模块化的进程有条不紊，有利于提高效率和质量。

7. 宏模型法 将系统分成比较少数的分系统（或模块），只表示分系统的相互关系，而不涉及分系统内部的宏观模型，称为宏模型。宏模型是定性的或粗线条的，其任务是找出系统的主要因素和问题：主要因素的整理与综合（分组化、分系统化）；主要因素之间的结构估计（绘制网络）。对模块化系统来说，建立宏模型是规划阶段和总体设计阶段的中心任务，是系统的骨架，是系统优化的第一步。忽略宏模型的研究，如不区分宏模型与微模型（详细模型）这两个阶段，一开始就陷入微模型之中，必然抓不住主要因素，会使系统失去整体感和协调性，并给系统的综合与形成带来困难。

8. 系统评价与价值分析法 系统评价旨在选择技术上先进、经济上合理的最优系统方案，也是决策的依据。在模块化的各个阶段都应运用价值分析法对系统做出分析，以作为系统优化的依据。

（二）逻辑思维方法的运用

1. 比较和联想 比较思维法是把各种事物和现实加以对比，来确定它们的异同点和关系。模块就是通过比较，把系统中相同或相似要素抽取出来。

2. 分析和综合 分析是将对象分解成各个部分、侧面和属性分别加以研究的思维方法，综合是把对若干相关对象的认识统一为一个整体的思维过程。在模块化进程中，通过分解得出模块系列，通过组合得到产品系列型谱。系统的分析和综合是以综合为逻辑起点，其程序是综合-分解-综合，是一个反复过程。在模块化系统设计中应从系统整体出发，把综合渗透、贯穿思维的全过程，在综合的指导和控制下进行分解（分析），再通过逐级综合而达到总体的最佳。

3. 抽象和具体 人的思维是从感性认识开始的，只有通过抽象才可能深入事物的内部，发现事物的本质，由抽象上升到思维中的具体，形成对事物整体的新的具体认识。模块化理论的形成过程就是一个由抽象到具体的过程，一个模块化系统的建立也是如此。

4. 归纳和演绎　归纳就是通过对个别事物的分析、研究，通过概括发现掌握许多事物的共同本质，形成对于事物的一般性认识。演绎是以归纳得来的普遍结论为出发点，用来指导对新的个别事物研究，从而深化对个别事物的认识。一个模块化产品系统的建立也要经历一个由归纳到演绎的过程，经过分析认识该系统中各类产品的特有本质，经归纳、概括，找出普遍适用的产品构成的规律，建立具体的产品模块系统，而运用模块体系开发新产品，则是一个演绎的过程。

（三）标准化方法的运用

标准化是模块化的最主要特征。模块化产品由通用部件（模块）组合而成，其基本特征可归纳为：产品或系统的构成方式是组合式结构，构成产品或系统的单元是通用部件，是具有标准化特征的单元，由此可清楚地看出模块化的标准化属性。标准化中的简化、统一化、系列化、通用化等的标准化形式和方法均是模块化过程中的基本思维方法，标准化中所运用的协调、优化、反馈控制等一系列宏观管理方法，以及标准化效益的评估和计算方法等，也是开展模块化的有效手段。模块化是标准化原理在应用上的发展，它是特征尺寸模数化、结构典型化、部件通用化、参数系列化、组装组合化的综合体。通用件是在零件级进行通用互换，而模块则是在部件级进行通用互换，用模块可以直接构成整机乃至系统，从而在更高的层次上实现简化。可以说，模块化是标准化的高级形式。

（四）模块化与集成化是自成体系的理论

模块化与集成化以系统工程原理和方法、标准化原理和方法及各种逻辑思维方法为基础，但并不是这些方法的简单重复和模仿，也不是简单的罗列，而是给这些方法赋以特定的具体内容，并加以归纳综合和抽象，统一成为自成体系的理论，它由量的综合导致了质的飞跃，形成一种有机整体，具有自己特有的概念和规律，在解决某些工程问题上，有其独特的效能。

模块化与集成化方法的重要意义在于：在一般方法论中注入了标准化的因素，或者说给方法论赋予了标准化的色彩，是一种标准化方法论。模块化与集成化是方法论中的一个新成员，用它来分析复杂事物、解决大型问题，可使问题简化，条理分明，进而取得良好的秩序、质量和效益。

二、模块化设计方法

（一）模块化过程中系统分解技法

在模块化设计中，由系统"分解"而得模块，由模块"组合"而得产品，其中分解是否得当是关键性的，分解不当将给组合带来困难，所以，在动手分解之前，宜充分了解系统分解为模块的技巧。

1. 系统分析　这里所指的系统分析是系统分解的前期准备工作，不仅需对待建立的模块系统进行分析，还要对模块系统的服务对象——各种产品或系统进行分析。不仅调查、研究、分析国内外的现状，还要分析技术发展方向。在此基础上，确定待建立的模块化系统的轮廓、规模、适用范围（对象系统）与相关领域的兼容性和并存性等。如此，才能为正确分解打下基础。

2. 以功能为核心进行分解　功能是构成模块的依据，也是进行系统分解的基础。模块可以其物理功能（如电气、机械、光学、声学、其他物理量、信息等）为单元构成，也可按整机（系统）的组装结构或维修功能的要求为单元而构成。各种功能模块往往以机械结构模块为载体，参与整机或系统的组装。

3. 通用要素的提取与分离　系统的分解首先要知道系统由哪些主要功能要素构成，然后以主要功能要素为核心，把关系较为密切的构成要素分组，再经过加工整理，把这些功能要素组从系统中分离出来，使之成为能适应多种对象系统的、具有特定功能的独立单元，再经标准化处理，成为模块，供组成系统之用。

提取系统主要因素的第一步是做出各相关系统的功能框图，并分解为若干部件或要素，实现部件或要素与系统的分离；通过分离出来的要素的归纳、分析、分类可发现有许多相似的功能要素，这些具有相同或相似功能的要素在不同装置或设备中反复多次出现，但常具有多种表现形态，通过简化和统一化将多种相似要素归并成为几种典型的、成系列的功能单元。

这个简化、统一化的过程实际上是对这些要素的构成及性能的重新审定和确认，并且更重要的是重新塑造，它不仅需要具有典型性，而且需满足各种对象系统中的各类不同装置的需要，即具有通用性，由此形成模块的雏形。

4. 分解点的选择　在把系统分解成若干模块时其基本原则是：使模块内的聚集度最大而模块间的结合度最小。模块内的各构成要素都是为实现模块功能服务的，其间聚集度（密切程度）高才可形成一个模块。而模块间的结合强度应弱一些，以便使接口结构能简易一些，即系统容易组合、又容易拆散。从维修性来看，模块间结合强度弱些，可简化维修工作，缩短维修时间。

5. 模块的层次、规模与数量的确定　模块的层次、规模与数量（指构成系统的模块种类数）与对象系统的具体情况、规模及复杂程度有关。欲将系统分解为模块，应考虑在把模块组合成系统时，组装和调试的难易程度。从模块的规模大小来看，似乎模块越小越好，因越小越易于处理（设计、修改），但模块划分得越小数量就越多，在组合成系统时，由于条理层次不清，想得到最佳综合是很困难的；分解的目的是为了使系统易于处理，如分系统数量太少，综合虽然简单但分系统规模很大，本身的定量处理就变得较为困难，未达到简化系统的目的。有效的解决办法是将系统分层次，每个层次由数量及规模适中的模块组成，这种有适当数量控制的层次结构可使系统构成简化，条理分明，各个层次在技术上也易于处理，提高了系统的适应性和灵活性，使系统易于扩展、调整和修改。关于数量与规模间的适度关系，也可通过制造费用的高低进行分析。产品的总成本应包括单独制造模块的成本和模块相互联接的费用。模块数多，单个规模小，制造成本低，但用于相互联接的费用就增大；反之，模块数量少，模块规模大，制造成本高，但联接费用小。其间有一个总成本最低的模块数量。

6. 非典型要素的标准化处理　在对多个系统的反复分析并提取通用要素后，可以发现还存在许多非典型要素，这些要素包括：特殊专用功能要素；外购的商品化的部件（包括器件、仪器、仪表、装置）；已在使用的批量生产的部件；一些比较小的分立的构成要素等。将这些非典型要素纳入模块化系统的主要方法是：作为专用模块处理；对其进行改造，使之适应本模块化系统；归纳成新的模块，取代非典型要素；在相应模块上设计专用接口或设计接口模块，使这些非典型要素与本系统取得协调；将非典型要素附加或集成于主要要素（模块）；将非典型要素适当归类，并集装于机械结构模块。

7. 接口的处理　在模块化产品（系统）中，模块间接口的协调与匹配是组成系统并保证系统正常运行的重要环节，接口是否良好将直接影响系统的质量和效率。在进行系统分解时，必须充分考虑分解后接口结构的安排及其难易程度。解决接口的途径有两个：①将接口结构作为模块的组成部分之一，在组装成系统时通过连接件（如紧固件、接插件、电缆等）进行连接；②设立接口模块，作为模块化系统的组成部分之一。实现接口协调的主要问题是接口的标准化。

8. 维修性的考虑　模块是指能从装配关系上整个拆下来的设计部件。机器越复杂，修复故障的时间就越长，解决办法是不在小零部件上修理，而以较大的单元（模块）来更换，以缩短诊断时间和更换时间，所以维修性也是系统分解时所应考虑的原则之一。

9. 系统综合　运用已设定的模块及接口模式，研究将这些模块重新组合成多种子系统或产品的可行性。综合既是为了验证是否能达到最初预期的目的，也是为了验证系统分解的正确性。

（二）模块化系统概念设计

1. 模块化设计与传统设计方法的区别

（1）模块化设计面向产品系统：传统设计是面向某一具体对象，从产品的具体功能、具体结构入手进行设计，而模块化设计则是面向某一类产品系统。

（2）模块化设计是标准化设计：传统的产品设计中虽然也需要运用有关的标准化资料，甚至采用一些通用件等，但从总体上来说，它是专用性的特定设计，而模块化设计中的模块则是成系列的部件级通用件，模块化设计需全面理解并运用标准化理论。

（3）模块化设计程序是由上而下：传统设计主要注重功能设计、详细设计，其基本特征是由下而上，或由细而总；模块化设计首先是产品系统的规划、产品系统的功能分解与组合，产品系统宏模型及系列型谱的制订，或者说主要是概念设计而不是详细设计。它是"由上而下""由总而细"进行设计的。

（4）模块化是组合化设计：传统产品的构成模式是整体式的，其中部件的组合方式是特定的。模块化产品的构成特点是组合式的，组合的基本单元——模块常作为独立商品而存在，设计中需充分考虑系统的协调性、互换性和组合性，设计难度大。

（5）模块化设计需以一定的新理论为支撑：在传统设计中，只需凭扎实的专业知识和一定的设计经验就可设计出较好的产品，而模块化设计仅有这些还不够，必须对系统工程原理和方法、标准化理论、模块化理论及设计方法等有相当的理解。

（6）模块化设计有两个对象：传统设计的对象是产品，但模块化的产物既可是产品，也可是模块。实际上常形成两个专业化的设计、制造体系，一部分工厂以设计、制造模块为主，另一部分工厂则是以设计制造产品（常称之为整机厂）为主。

2. 系统的概念设计　模块化产品系统是一种开发周期长，需投入大量人力、物力、财力的复杂系统。系统设计是根据系统的目标或目的，在特定环境条件下，运用一定的原理和方法确定一个合乎需要的系统。从设计程序上来说，其系统方案需经过顾问、专家评定、优选后才能转入实际研制阶段。

模块化产品系统概念设计的任务是：形成系统的宏模型。宏模型的优劣将直接关系到整个模块化系统的生命力和寿命。

（1）系统的外部设计：设计系统时需同时考虑对象系统的内部问题和围绕这种系统的外部（环境和社会）问题。外部系统对内部系统有干扰，这些干扰是社会对系统的要求（功能、经费、工期、大小等）和制约条件（环境、资金、器材、信息、法律等），外部系统是内部系统设计的依据，内部系统的设计必须满足和适应外部条件的要求。此外，内部系统对外部系统也有干扰，这是由于系统的完成给社会带来的影响或造成的变化，这些变化包括由这个系统给社会带来的利益或危害，或对其他系统的影响，波及效果等。其内容包括：①问题的定义，弄清系统的实质，调查系统的历史、现状、动态、趋势；对现有的类似系统进行比较，分析其优缺点及矛盾；弄清新系统的目的与要求，并提出新系统的设想。②目标的选择和计划的制订，根据对新系统的设想，分析各种制约条件，如关键技术的成熟程度、技术力量、物质条件、环境条件、资金、设计制造周期、市场等因素，即进行可行性论证，然后选择有实用价值的系统。据此，确定具体的目标与要求，并制订整体规划。

（2）系统的方案设计：在满足目标要求的前提下，对模块化系统的方案进行探索，并从几种可能方案中做出选择，初步确定系统的方案。系统方案设计包括：①系统的总体构成，描述系统的轮廓、构成模式、范围、规模、主要技术特征和参数、与相邻系统的界线与关系等；②系统的分割和功能分配，运用模块化原理，把系统分解为分系统、模块，拟就系统层次图；③系统的人机功能分配，确定系统的自动化方案，它影响到系统的效率、可靠性和成本。

（3）系统功能（指标）设计：①确定各分系统及模块的性能参数；②确定分系统及模块的几何尺寸系列；③确定系统的基本结构布局，确定功能模块与结构模块的结合形式；④编制模块化产品系统的系列型谱，给出由模块所能构成的系列产品的形式；⑤确定模块的接口，给出各模块的输入、输出参数，给出与相邻系统的兼容性参数，确定接口模式；⑥可靠性分析；⑦确定实施功能的技术途径，分析和确定影响系统性能和可靠性的技术关键，列出攻关课题及要求。

3. 系统的模型化　建立模型可用来验证与评估系统总体方案的合理性及各组成部分之间的适应性，它可为系统提供直观的、有说服力的论证。系统的模型是根据系统的目的，把实体系统的各个要素（或分系统），通过适当的筛选，用一定的表现规则所描写出来的简明的印象。模型只具有原系统的一部分属性，是原系统的简化。一个模型具有如下特征：是系统的抽象或模仿；由说明系统本质或特征的诸因素构成；集中表明这些因素间的关系。机电产品常用的模型有形象模型、图形模型、模拟模型、数学模型。在现代，模型化常借助计算机进行，即所谓计算机仿真技术和虚拟技术。仿真是模型化的继续，对已建立的模型进行演示、测试和计算，并反复优化，最后形成2个或2个以上备选方案。

（三）模块系统设计

1. 模块系统总体设计　模块系统设计需以模块化产品系统的宏模型为依据，另一方面它又必须顾及组合成各种模块化产品的可能性、有效性和方便性，是模块化设计中承上启下的环节。由于众多的模块是一个系列化的系统，因而在模块系统设计中仍需分为总体设计和详细设计两个阶段。总体设计需描绘出各模块的具体轮廓，并在进行构成的典型化和集成化的基础上列出模块化系统完整而详细的实体结构体系列表和模块的系列化参数表，才可能将需由众多人参加的、周期较长的各种模块的详细设计工作，有秩序、全面、平行地铺开。

2. 模块结构的典型化　典型化是标准化中简化和统一化原理在模块设计中的综合运用，目的是使模块具有概括和代表同类事物的基本特征的性质，并消除模块在功能上和尺寸上的不必要的重复性和多样性。典型化包括两个方面的内容：①确定模块的功能、结构形式、组装方式、接口方式；②确定模块的互换模式和构成系列的模式。模块系统的典型化过程实际上也是一个优化的过程，它消除低功能和不必要的类型，使模块系统及模块化产品更为精炼、合理。

（1）功能的典型化：模块功能是实现产品功能的一个组成部分，在对模块化对象进行功能分析时，可发现有许多功能相同或功能相似的单元和要素，其构成原理及方式可能存在差异。而典型化的目的则是对这些具有类似功能的单元在分析、精选、归并的基础上，经统一化和简化处理使之成为一种或几种类型。典型化还包括层次（复杂性）不同的模块的典型化及一些构成要素的典型化问题。

功能的统一与简化主要在于功能的等效性，即具有相同的效能，但其构成方式或原理可以是不同的，如整流电源和开关电源。事实上，技术的更新不一定是效能的更新，也可以是实现同一效能的原理、方法的更新。

（2）结构形式的典型化：对于具体的模块系统，其结构典型化需为模块系统的详细设计规定出具体的构成方案，以使由许多人分头设计的模块在构成系统时具有良好的整体性和统一、协调感。在结构典型化过程中需对以下要素做出全面描述：①该类模块系统的构成模式及组装成产品的方式；②模块的结构形式；③构成模块系统主要零、部件的结构形式。

（3）接口的典型化：模块的接口包括机械接口、电气接口、机电接口、各种物量与电量间的接口、信息接口等。妥善解决模块接口的互换性与兼容性问题，是扩大模块通用性的重要手段。模块的接口分内部接口与外部接口两类，内部接口是为了实现模块内部的互连，它要求连接方便、巧妙、可靠，这种接口是一种专用接口；外部接口是为了实现模块与外部的相关模块或产品的互连，这种接口则必须符合相应的标准。但由于种种原因，世界上有许多同类功能的产品其接口要求不同，因而要充分考虑各类产品的接口结构，使所设计的模块具有多种接口，以实现与不同产品的互连，或者说模块能与多种对象兼容，这是扩大模块通用性的有效途径。兼容性也是解决模块的继承性与技术更新之间矛盾的有效手段，即通过新旧模块间的兼容，延长模块的复用率。为实现必要的兼容，对比较复杂的接口，可设计接口模块。

3. 模块系统设计中的若干技巧性问题

（1）以模块化产品系统宏模型为纲：模块系统设计者必须充分消化并领会模块化产品系统的精神实质，才可能使设计出来的模块系统具有整体性和广泛的适应性，实现模块化产品系统的初衷。

（2）冗余设计：模块设计中的冗余是给模块或产品功能的延伸、扩展留有余地，或使一种模块或产品具有更大的适用范围，其目的是提高模块的通用化（商品化）程度，以使基本模块取得规模生产的效益。模块冗余设计一般有功能冗余、结构冗余和接口冗余。工业控制用单板计算机和单片机是功能冗余的典型例子，它具备一般通用计算机的功能；程控交换机设计中往往在标准机架中留出一些空间，供用户在必要时扩容或扩展功能之用；模块的兼容性往往是通过接口冗余实现的。一般来说，冗余越大，储备就越多，费用就增加。此外，通用性越大，可使设计、工艺装备、生产准备等费用大幅度下降。所以冗余的规模和程序应根据模块化对象的实际情况，通过详细的经济核算来确定。

（3）布局规范化：各个模块在结构件和各类元器件的布局中，应尽可能做到规范化，使结构布局简明、条理分明，并便于组装、使用和维修。

（4）模块的商品化：就产品来说，模块是其组成部分，不是一种独立的商品，但对某些专业厂来说，某种模块则可能是他们的独立产品（商品），为使模块及其系统具有良好的商品化特征，应注意：模块应有美观的外形；良好的使用性，各构成要素及布局能适合人的生理、心理特点，即符合人机工程的要求；具有对环境的适应性；有良好的结构工艺性与组装工艺性，以降低成本。

（四）模块化产品设计

模块化产品设计是以运用模块为主，设计出具有实用价值的工业产品，是模块化设计的最后一个层次，是模块化系统的应用阶段，或是模块化系统见实效阶段。设计制造模块系统的最终目的就是为了能以最快的速度和最好的效益推出多样化的产品。

模块化产品设计与一般产品设计既有相同之处，又有不同之处。其主要工作内容是：从产品功能出发选模块，以选用的模块为基础，附加模块改型、专用模块、接口、装联等补充设计，使之成为一个符合预定功能的产品。

1. **基型模块改型**　模块系统中的各通用模块的功能，反映了该产品系统的某些典型功能，然而用户的要求是多样化的，其具体的功能、参数不一定与通用模块完全相同。此时，若将通用模块视作基型模块对其进行改型设计，比设计新的专用模块成本低而有效，并且质量好、周期短。改型设计是指：改变或替代模块中的某些要素；添加某些要素；改变某些接口要素，以适应新的需要；局部功能更新；提高模块性能；改变或局部改变外观结构，以适应整机外观设计的需要；提高对环境的适应性；为降低成本而缩减冗余要素等。但应注意，模块的通用互换要素及接口的兼容性不能改变，否则将影响系统的构成。经改型的模块也可作为一种新模块而存入模块档案库。

2. **按通用模块模式设计专用模块**　通用模块只是该模块化产品系统中具有"共性"的功能单元，而多样化的产品除这些通用功能外各有其特殊的功能要求，专用模块的设计是为了满足这些特殊功能的需要。专用模块与通用模块的概念是相对的，当某种专用模块在同类产品中重复出现时，则变成了某种通用模块，所以常可把专用模块作为新通用模块的雏形。因而，在设计专用模块时，也应在模块化系统宏模型的指导下，按模块的模式和要求进行设计，各参数的确定应考虑到通用化、系列化因素，即将专用模块作为准通用模块来看待，以便实现由专用模块到新通用模块的平稳过渡。当然，专用模块设计也可采用常规的设计方法，仅为实现某种功能而进行专门设计，待发现该功能单元有通用价值后再重新改型为通用模块，但显而易见，这样做是不经济的，并且重新设计后的性能与可靠性还需重新进行验证。事实上，一个模块化产品系统，其模块的品种有一个积累的过程，模块化产品系列也有一个扩展的过程，把专用模块作为新通用模块的雏形，有利于模块化产品系统的形成、发展和完善。如在拟制模块体系表中，将准通用模块列入规划之中，则可使模块系统及模块化产品系统的形成和发展更为有序化。

3. 模块化产品的装联设计　在模块化产品中，由于各主要功能部件（模块）是现成的，因而装联设计往往成为模块化产品设计的主要环节。装联设计的水平涉及模块性能能否充分发挥及产品的可靠性。装联设计包括组装设计和电气联接设计。模块化产品的装联设计除一些常规的要求外，应着重注意以下问题。

（1）抑制和减小设备内部干扰：在将模块组装成一个产品时，应注意模块间各种功能的相互干扰。各个模块的性能一般都是好的，但有时在组装和联接后性能发生改变，甚至无法工作。究其原因主要是总体布局和布线不合理，形成设备内部的相互干扰。

干扰类型及防止方法主要有：运动零部件或操作件的相互机械性干扰，这可采用做图法进行验证；发热部件所产生的温度导致相邻构件的热膨胀，或对相邻电子元器件（尤其是热敏元件）性能的影响，这需要通过热设计进行温度控制；模块互连及布线所引起的相互间的各种性能的电磁干扰，需进行电磁兼容性（屏蔽、接地）设计和试验证。

（2）装联的可靠性：装联设计中应充分考虑和论证机械连接（固定连接、活动连接、可拆连接）和电气连接（固定连接和插接连接）的可靠性。装联系统的寿命应高于各部件的寿命。

（3）装联的工艺性和效率：针对不同装联部位采用不同的联接结构，例如在电气连接中，分别选用锡焊、绕接、压接；采用高效的联接结构，如卡、扣、嵌等结构进行联接，减少螺钉数量，用快锁联接代替螺钉连接等。充分考虑维修空间及维修的方便性和效率。另外，还应考虑提高装联结构的统一性，以提高装联工作效率，减少装联构件和材料的品种和规格。

4. CAD 的运用　以模块为基础的模块化设计，为采用计算机辅助设计（CAD）创造了条件，可以将模块以块命令存入计算机建立模块图形库；进行产品设计时可从已有的图形库中调用相应模块图形在屏幕上进行组装，或对基型模块进行补充设计或改型设计，或参照通用模块进行专用模块设计，可大大提高设计效率。事实上，模块化设计是开展计算机辅助设计的基础和前提。

三、集成化设计方法

集成设计方法主要有功能集成、配套集成及散件集成。

（一）功能集成

将多种功能集成于一体构成一个新模块。如机载生命支持系统将呼吸、吸引、心电、监护等控制功能集成于一个片子内，形成具有总成控制功能的统一控制面板，减少体积和重量，适应机舱的狭小空间。

（二）配套集成

将相关功能的通用模块、单元或部件组合在一起，或以某一单元、模块或部件为主，附加部分功能构成的装备。如机载卫生装备中的诸多单元，可通过不同组合配套形成不同规模的机载救护系统，满足不同机型的改装需要。

（三）散件集成

把各种离散的构成要素装入标准的结构载体形成装备。如可将机上紧急处置所需的急救包、敷料、止血带、骨折固定夹板、简易呼吸器、口咽通气管等器材和相关药品，通过货架产品选型后，通过机载药械柜或机载急救背囊或机载医疗箱的形式，将散件装备、器材、药品等集成在一个整体容器内，便于机内固定和取拿。

第四节 机载救护装备标准化

一、一般通用要求

对于任何机型的机载救护装备，以下标准化内容均应考虑。

1. 通用化、系列化、组合化（模块化）要求 在设计中严格贯彻通用化思想，机上设备、部分部件实施可更换，实现部件和单个产品的更换。机载医疗救护设备采用模块化设计，利用系统论的方法进行系统集成。

2. 设备互连、接口统一的标准化要求 机载救护系统与飞机的接口在同一机型中不改装飞机的前提下尽量达到统一，满足接口统一的标准化要求；在各舱室间尽量做到通用，达到标准化要求。

3. 标准件选用要求 记载救护系统的设计尽量选用标准件和通用件，减少自制件的数量，满足标准化系数的要求。

4. 选材的标准化要求 机载救护系统的设计选用现有技术成熟的材料来满足选材的标准化要求。

二、安全要求和用户接口要求

机载救护装备必须安全，不能对伤病员和随乘人员造成安全威胁。应对机载救护装备进行安全评估，并符合相关标准要求。

机舱内所有机载医疗装备必须配有符合航空要求的安装固定机构，并提供安装固定方法说明。机载救护装备安装可采用轨道系统，包括轨道支架、轨道、紧固件、装备安装支架、各类插销件等。固定架和附件应符合国际和国家相关标准的要求。

所有伤病员、机载医务人员及救护舱内机务人员（必要时）应采取安全固定措施（如安全带、紧固带等）。

所有机载救护装备应便携，可单人携带至飞（直升）机内；机载救护装备的按钮、开关、指示标志、控制部件等应在规定的操作环境可视、可达；具有报警和信号显示功能的机载救护装备应在规定的环境中清晰可见。

机载救护装备的体积应易于从机舱门（侧门或后舱门）进出；体积较大的装备应采用可拆装式、模块式或组合式结构。

三、机载生命支持装备

（一）总体要求

治送结合型救护飞（直升）机应配有基本生命支持装备或高级生命支持装备，基本生命支持装备包括医用气体供应系统、气道管理系统、药材保障装备、骨折固定器材、检诊器材、药品等，可根据需要配置高级生命支持系统，包括医用气体供应系统、气道管理系统、药材保障装备、吸引器、呼吸机、心电监护仪、除颤仪、生命体征监测仪器、骨折固定器材、检诊器材、药品等。

所有装备和器材必须随时可用、拿取方便、安全可靠，且应一揽子包装，便于运输。

（二）气道管理系统

推荐机载气道管理系统的最低配置如表 8-1，表 8-2。

（三）药材保障装备

最低配置如表 8-3，表 8-4。

（四）骨折固定器材

最低配置如表 8-5。

（五）检诊器材

最低配置如表 8-6。

表 8-1　气道管理系统推荐最低配置（基本生命支持，推荐且不限于）

名　称		数　量
氧气面罩	成人	2
	儿童	1
	婴儿	1
供氧阀门		1
氧气连接管		2
鼻套管（中号和小号）		各 1
急救包扎包		1
氧气面罩		1
氧气调节阀		1
氧气流量计		1
呼吸面罩		1
便携式吸引器		1
口咽通气管		2

表 8-2　气道管理系统推荐最低配置（高级生命支持，推荐且不限于）

名　称		数　量
氧气面罩	成人	2
	儿童	1
	婴儿	1
供氧阀门		1
氧气连接管		2
鼻套管（中号和小号）		各 1
急救包扎包		1
氧气面罩		1
氧气调节阀		1
氧气流量计		1
呼吸面罩		1
便携式吸引器		1
口咽通气管		2
气管切开包		1
喉镜		1
呼吸机		1
吸引器		1

表 8-3 药材保障装备推荐最低配置（基本生命支持，推荐且不限于）

名 称	数 量
三角巾急救包	2
巾单	4
安全别针	6
无菌创伤辅料	4
自黏性绷带	4
医用胶布	1
急救包扎包	1
酒精棉球	2 盒
医用手套	8
一次性面罩	2
压舌板	4
剪刀	2
透明眼罩	4

表 8-4 药材保障装备推荐最低配置（高级生命支持，推荐且不限于）

名 称	数 量
三角巾急救包	2
巾单	4
安全别针	6
无菌创伤辅料	4
自黏性绷带	4
医用胶布	1
急救包扎包	1
酒精棉球	2 盒
医用手套	8
一次性面罩	2
压舌板	4

（六）监护器材

最低配置如表 8-7。

表8-5 骨折固定器材推荐最低配置（推荐且不限于）

名　称	数　量
脊柱固定板（全身式）	1
脊柱固定板（半身式）	1
牵引夹板	1
卷式夹板	4
颈部固定夹板（成人、儿童）	各1

表8-6 检诊器材推荐最低配置（推荐且不限于）

名　称	数　量
脊柱固定板（全身式）	1
脊柱固定板（半身式）	1
牵引夹板	1
卷式夹板	4
颈部固定夹板（成人、儿童）	各1

表8-7 监护器材推荐最低配置（高级生命支持，推荐且不限于）

名　称	数　量
心电监护仪	1
除颤仪	1
生命体征监测仪器	1

（七）机载救护药品配备

机载救护药品主要应包括两大类。

1. 必备药品　主要是危重症伤病员急救药品。其配备数量以单个伤员需要量计算，可根据任务需要灵活增减。

2. 备选药品　主要是各系统疾病常用药品。其数量以单个伤员需要量计算，实际可根据任务需要自行选配。推荐参考的药品如表8-8。

表 8-8 常用药品表（推荐且不限于）

一、必备药品

品　名	规　格	单　位	数　量
盐酸肾上腺素	1mg/1ml	支	1
去甲肾上腺素	2mg/1ml	支	1
阿托品注射液	0.5mg/1ml	支	2
毛花苷 C 注射液	0.4mg/2ml	支	2
胺碘酮注射液	0.15mg/3ml	支	1
尼可刹米注射液	0.375g/1.5ml	支	2
氨茶碱注射液	0.25g/2ml	支	2
地西泮注射液	10mg/2ml	支	2
苯巴比妥注射液	0.1g/1ml	支	2
盐酸异丙嗪注射液	25mg/1ml	支	2
盐酸多巴胺注射液	20mg/2ml	支	1
呋塞米注射液	20mg/2ml	支	3
地塞米松注射液	5mg/1ml	支	4
吗啡注射液	10mg/1ml	支	2
盐酸哌替啶注射液	100mg/2ml	支	2
肝素钠注射液	12 500U/2ml	支	1
注射用硝普钠针	50mg/支	支	4
肠溶阿司匹林片	100mg×30	瓶	1
氯吡格雷片	75mg×7	瓶	1
速效救心丸	40mg×60×3	盒	1
注射用盐酸纳洛酮	2mg	支	4
云南白药粉剂	4g	瓶	1
氧氟沙星滴眼液	15mg/5ml	支	1
50%葡萄糖注射液	10ml	支	2
0.9%氯化钠注射液	500ml	袋	2
5%葡萄糖氯化钠注射液	500ml	袋	2
20%甘露醇注射液	250ml	袋	2
平衡盐注射液	500ml	袋	2
羟乙基淀粉	500ml	袋	1

续表

品　名	规　格	单　位	数　量
5%碳酸氢钠	250ml	袋	1
氨甲环酸注射液	0.5g/5ml	支	1
左氧氟沙星注射液	0.5g/100ml	袋	1
酚磺乙胺（止血敏）针	0.5g/2ml	支	1
维生素 B_6 注射液	0.1g/2ml	支	1

二、备选药品

品　名	规　格	单　位	数　量
普罗帕酮（心律平）针剂	35mg/10ml	支	4
注射用酒石酸美托洛尔	5mg/1ml	支	1
盐酸胺碘酮注射液	150mg/3ml	支	1
注射用硝普钠	50mg	支	4
呋塞米注射液	20mg/2ml	支	4
注射用盐酸多巴酚丁胺	125mg	支	2
毛花苷 C 注射液	0.4mg/2ml	支	2
硝苯地平控释片	30mg	片	1
奥美拉唑肠溶片	20mg	片	1
654-2 针	10mg/1ml	支	1
甲氧氯普胺（胃复安）针剂	10mg/1ml	支	2
注射用抑肽酶	278U	瓶	1
蒙脱石散（思密达）	3g	袋	1
地西泮片（安定）	2.5mg×100	盒	1
注射用苯巴比妥钠	50mg	支	2
硫酸镁注射液	2.5mg/10ml	支	2
茶苯海明（乘晕宁）	50mg×12	盒	1
尼可刹米注射液	0.375g/1.5ml	支	2
硫酸特布他林气雾剂	0.25mg/200 喷	瓶	1
盐酸氨溴索注射液	15mg/2ml	支	1
注射用头孢噻肟钠	1.0g	支	1
注射用盐酸万古霉素	500mg	瓶	2

类　别	品　名	规　格	单　位	数　量
特殊 药品	吗啡针剂	10mg/1ml	支	2
	哌替啶针剂	100mg/2ml	支	2
	复方氯解磷定注射液	2ml	支	1
	胰岛素注射液	400U/10ml	支	1
	诺氟沙星滴眼液	24mg/8ml	瓶	1

参 考 文 献

杜海舰，伍瑞昌，王运斗，等. 2013. 救护直升机机载救护装备优化配置研究. 直升机技术，177（4）：32-36.

石海明，杨海平，赵伯诚. 2010. 直升机医学救护与救援. 北京：人民军医出版社.

孙景工，王运斗. 2016. 应急医学救援装备学. 北京：人民军医出版社.

王运斗. 2021. 灾害医学现场急救装备. 北京：科学出版社.

张家康，罗永昌. 2011. 外军空运医疗后送. 解放军卫勤杂志，13（1）：59-61.

张建杰，常耀明，罗永昌. 2012. 外军航空医疗救援体系建设的主要做法及启示. 解放军卫勤杂志，14（1）：53-55.

郑巨军. 2011. 德国、奥地利两军卫生飞机建设特点及启示. 航空军医，39（3）：108-109.